이경제는 왜, 녹용에 대한 책을 이렇게까지 자세하게 쓰는가?

KB117616

이경제는 왜, 녹용에 대한 책을 이렇게까지 자세하게 쓰는가?

지 은 이	이경제
발 행 인	이수연
편 집	이윤재
주 간	서연우
그 래 픽	노정원, 이나연
발 행 일	2020년 9월 23일
펴 낸 곳	도원사
출판등록	2020년 1월 29일(제2020-000023호)
주 소	서울시 강남구 언주로 148길 11 301호
전 화	02-6954-2005
이 메 일	dowonsa2020@nate.com
디 자 인	첫번째별디자인
I S B N	090-11- 971586-0-5-03510

이 도서의 국립중앙도서관 출판예정도서목록(CIP)은 서지정보통지원시스템
홈페이지(http://seoji.nl.go.kr)와 국가자료공동목록시스템(http://www.nl.go.kr/kolisnet)에서
이용하실 수 있습니다.(CIP 제어번호 : CIP2020037340)

이경제는 왜,
녹용에 대한 책을
이렇게까지
자세하게 쓰는가?

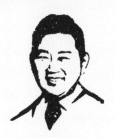

(주) 래오이경제 대표
래오이경제 한의원 원장
이경제

도원사

CONTENTS

5.

6.

부록

1

왜 녹용인가?

왜 녹용인가?

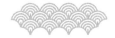

딱 보기에도 수상한 색에, 어두운 옷을 입고, 빛이 들어오지 않는 지하에서, 음흉한 미소를 지은 채 자기 몸 만한 냄비에 든 무언가를 휘휘 젓고 있는 음침한 마녀. 그녀가 만드는 것은 강력한 힘 혹은 염원이 담긴 마법스프이다.

들어가는 재료는 더 무섭다. 생긴 것만 봐도 그냥 위험할 것 같은 독버섯, 꼬리가 잘려도 다시 재생되는 부활의 상징 도롱뇽, 더욱 강력한 효능을 위해 특별히 배합했을 약초, 이거 먹어도 괜찮은 건가 싶은 정체가 불명확한 광물질, 그리고 유전자 공학의 비밀과도 같은 누군가의 피 한 방울.

치열한 시행착오를 통해 만들어 냈을 마녀의 스프 레시피에는 누군가를 위한 염원이 담겨 있다. 동종요법의 하나인 바크 플라워(Bach Flower)를 창안한 에드워드 바크(Dr. Edward Bach)는 영국에서 병리학과 세균학을 전공하였다. 그는 질병이 성격의 결여나 과잉으로 생기는데 특별히 7가지 감정, 잔인함, 혐오감, 자존심, 자기애, 불안, 탐욕, 무시에서 시작된다고 보았다. 12가지 꽃을 기준으로 사람들을 분류하는 내용조차 희한한 학문을 만들었는데, 특별한 꽃잎은 해가 뜨기 전 새벽에 채취하여 그늘에 말려 써야 한다는 방법을 고안했다. 알 수 없는 원료를 조합하는 중세 마녀의 레시피를 이어받아 당당하게 대체의학의 한 부분을 차지하였다.

한약도 마찬가지다. 마치 마녀가 배합한 마법스프와도 같이 수 천 년을 이어 온 한의학의 컨텐츠에는 먼저 살다 간 선인들의 숱한 노력, 건강과 장수를 위한 염원이 담겨 있다. 서양 의학과는 체질과 색이 다르지만, 결론적으로 아프지 않고 건강하게 살기 위한 컨텐츠 개발임에는 뜻이 같다.

물론 한약에 대한 부정적인 의견들에 대해서는 필자도 잘 알고 있다. 명확한 효능이 정해져 있지 않고, 양약에 비해 즉효성이 떨어지며, 도대체 언제까지 먹어야 할지 가늠이 가지 않는다. 그러나 옛 선인들부터 지금까지 생강, 대추, 감초 등을 통해 맛을 잡고, 단이나 환으로 양을 농축하고, 즉효성을 위해 주원료와 부원료를 배합하여 단점을 보완해 왔다.

왜 한약은 양약보다 양이 많고, 쓴맛을 그대로 느껴야 하며, 캡슐이나 태블릿 형태가 드물면서, 링거나 주사처럼 맞기 힘든 것일까?

그래서 필자는 수 천 년간 쌓아 온 한의학 컨텐츠에 **'맛없는 한약에 대한 분노'**와 **'즉효성에 대한 염원'**을 **'녹용'**과 함께 달여 넣었다. 왜 녹용인가 묻는다면 간단하다. 1992년부터 한의원에서 많은 환자들을 진료하며 이 약 저 약 써 보다 안되겠다 싶으면 녹용을 처방했다. 남녀노소, 계절을 타지 않는 양기의 보양식인 녹용은 역시나 즉각적인 효능을 보였기 때문이다. 연구와 개발 끝에 13만 명이 재구매하는 대중적인 녹용 건강식품을 만들었다. 맛은 물론 바로 나타나는 효능, 어디에서나 구매 가능한 대중성, 언제 어디서나 먹을 수 있는 간편함을 모두 잡고 싶었다.

왜 녹용에 대한 책을 이렇게까지 자세하게 쓰느냐고?

필자가 녹용을 정말 좋아하기 때문이다. 그리고 그 성분과 효능에 대한 확신이 있기 때문이다. 궁극적으로는 **'녹용의 대중화'를 실현하고 싶기 때문이다.** 녹용에 대한 전문적인 지식, 과학적인 이야기, 잡학과 오해까지 모두 담아낼 수 있다면, 필자만큼 녹용을 사랑해 마지않는 사람들에게 좀 더 실제적인 도움이 되지 않을까 싶은 오지랖이다.

방송이나 일반 모임에서 녹용에 대한 이야기를 시작하면 다들 깜짝 놀랜다. 고대 이집트에서도 녹용을 먹었고, 2000년 전의 중국 호남성 마왕퇴 한묘에서 나온 죽간에 녹용이 있었다는 기록을 말하면 전혀 몰랐던 사실에 지식의 영역이 넓어진다. 모르던 사실을 새로 알게 되는 것은 치매 예방에도 도움이 된다. 무엇보다 녹용에 숨어있는 전통과 효능을 들으면 자신이 먹는 제품에 더 신뢰가 생기지 않겠는가? 눈감고 먹는 것과 눈을 뜨고 내용을 알고 먹는 것이 큰 차이가 된다.

이 책을 쓰기까지 참 많은 논문과 칼럼, 해외 연구자료들을 읽고 해석하고 정리했다. 한의사로서 쌓아온 30년 노하우와 수많은 임상 결과를 녹여 넣은 것은 물론이고, 수많은 국내외 사슴농장을 방문하여 눈으로 배우고, 절각과 가공, 유통에 대한 실무적인 내용 등 본격적인 탐험도 병행했다.

'녹용'이 단독 주제인 책이 과연 전문적인 내용이 있으면서도 쉽게 읽힐 수 있을지에 대한 생각도 많이 했지만, 참 많이 좋아하는 녹용에 대한 이야기들을 함께 나누고 싶은 마음이 더 컸다. 이제 녹용에 대해서 본격적으로 파고들어 보자.

2

녹용, 무엇인가?

쉽게 말하면, 수컷 사슴의 뿔

트랜스포머 녹용

모든 사슴 뿔은 다 약재로 쓸 수 있나?

쉽게 말하면, 수컷 사슴의 뿔

녹용은 **수컷 사슴의 자라나는 뿔**이다.

한자로 녹용(鹿茸)을 파헤쳐 보자.

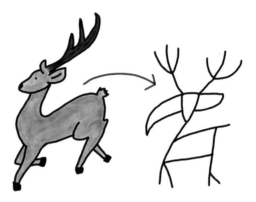

상형문자인 '사슴 록(鹿)'은 사슴 뿔부터 머리, 바람을 가르며 초원을 달리는 사슴의 네 다리를 그대로 담았다. '무성하다', '풀이 나다', '잔털' 등의 뜻을 가진 '풀 날 용(茸)'은 60일경 자란 사슴의 뿔을 직접 보면 감이 확 온다. 무성하게 풀이 나는 것처럼 쑥쑥 자라는 뿔 안쪽은 외형과 달리, 의외로 부드럽고 말랑말랑한 촉감이 느껴진다. 잔털같은 벨벳 재질의 털이 뿔을 감싸고 있다.

한국, 중국, 일본 모두 같은 한자를 사용한다.

녹용을 영어로 풀어봐도 재미있다.

　녹용은 영어로 'deer velvet' 혹은 'deer antler', 'antler velvet'이라고 한다. 여기서 'Antler'에 주목하자. 1년 단위로 성장과 떨어짐을 반복하는 '수컷 사슴의 뿔'이라는 뜻이다. 순록은 암컷도 뿔이 자라므로 Antler를 쓸 수 없다. 양 갈래로 나뭇가지와 같이 뻗어 나가는 형태의 뿔 안에는 혈액과 영양 성분이 흐른다. 보통 양, 염소, 들소의 뿔은 antler가 아닌 'Horn'이라고 한다. Horn은 뿔이 양 갈래로 갈라지지 않으며, 해마다 새로운 모습으로 자라지도 않는다. 암컷, 수컷 모두에게서 뿔이 자라는 순록의 영어 명칭도 'Reindeer horn'이다.

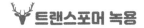

'두자제양지회(頭者諸陽之會)'라는 말이 있다. '머리는 모든 양기가 모이는 곳'이라는 뜻이다. 그야말로 사슴의 뿔이 그러하다. 심지어 녹용은 **녹용-녹각-낙각의 3단 변화를 1년마다 반복하는 트랜스포머**다.

양기(陽氣)가 따뜻한 피를 타고, 단단한 뼈를 뚫고, 머리 위로 솟구쳐 나간 사슴의 뿔에는 혈관과 골수, 신경까지 있다. 다른 동물의 뿔에서는 볼 수 없는 신비한 형태이다. 봄이 되면 초목이 움을 틔우듯, 녹용도 쑥쑥 자라기 시작한다. 여름까지 하루 3cm 이상, 자라나기 시작한 후 대략 90일 동안 1m 이상 성장하며, 이 시기 녹용의 뿔은 혈액순환도 매우 원활하게 이루어진다. 그야말로 양기가 머리 위 뿔 끝까지 생생하게 돌고 있는 진정한 **'녹용(鹿茸)'**이라고 할 수 있다.

가을이 되면 사람 피부가 건조해지는 것처럼 사슴 뿔과 털도 각질화되기 시작한다. 쑥쑥 자라던 속도도 급격히 줄어들며 털은 거칠거칠, 뿔은 딱딱해진다. 90일 이상 성장한 사슴 뿔을 **'녹각(鹿角)'**이라고 한다. 녹각화가 시작됨과 동시에 사슴에게는 번식의 계절이 찾아온다. 10월~12월 사이에 수컷 사슴은 웅장하고 단단한 뿔을 무기로 암컷 사슴에게 어필하며, 수컷들은 본격적으로 세력 다툼을 벌인다. 사자와 같은 맹수도 이 시기에는 수컷 사슴의 뿔이 무서워 피할 정도이다.

겨울이 되면 녹각 상태의 뿔이 자연스럽게 바닥에 떨어져 버린다. 마치 낙엽이 떨어지는 것과 같은 이 상태를 '**낙각(落角)**'이라고 한다. 녹용을 약재로 쓰지 않거나, 야생 사슴의 개체 수가 많은 숲에는 바닥에 무심하게 툭 떨어져 있는 낙각을 쉽게 찾아볼 수 있다.

이쯤 되면 어차피 겨울이 되면 떨어져 버릴 수사슴의 뿔을 인위적으로 잘라버리는 것이 사슴에게 가혹한 일이 아닐까 하는 생각을 할 수도 있다. 그러나 우리가 약재로 쓰기 위해 녹용의 성장과 영양 상태가 절정인 시기에 자르는 이유를 제외하고라도, 녹각과 낙각은 사슴에게 위험하다. 수컷 사슴끼리 딱딱한 뿔로 싸우다 목숨을 잃기도 하며, 무리 지어 이동하다 떨어진 낙각에 걸려 다치기도 한다.

🦌 모든 사슴 뿔은 다 약재로 쓸 수 있나?

결론부터 이야기 하자면 **모든 사슴의 뿔을 다 약재로 쓸 수 있는 것은 아니다.**

사실 우리에게 익숙한 꽃사슴만 하더라도 10가지 종류로 구분될 정도로 사슴의 종은 매우 다양하다. 일반적으로는 사슴을 5아과(亞科), 17속(屬), 39종(種)으로 분류하고 있다.

- 고라니아과: 고라니
- 문착아과: 문착
- 사향사슴아과: 사향사슴
- **진사슴아과: 꽃사슴, 적록(레드디어), 엘크, 사불상, 엑시스**
- 아메리카사슴아과: 노루, 무스, 순록

꽃사슴(매화록), 적록(레드디어, 마록), 엘크(와피티), 사불상, 엑시스의 뿔을 녹용으로 쓸 수 있다. 국도를 달리다 갑자기 튀어나오는 고라니의 뿔은 약재로 사용할 수 없다. 겨울왕국에 나오는 순록 스벤의 뿔도 녹용으로 사용할 수 없다.

녹용의 해부학적 해석은 '자라고 있는 수컷 사슴의 뿔로, 굳지도 연하지도 않은 것으로 털이 나 있고 내부에 혈관과 신경이 살아 있는 상태의 사슴 뿔'을 말한다. 생약규약집은 녹용을 '꽃사슴(매화록), 적록(레드디어, 마록) 및 등속연근동물(사슴과)의 어린 뿔이다'라고 정의하고 있다. 각종 협회와 조합에서는 모순점이 많은 해석이므로 녹용의 정의를 진사슴아과로 해야 한다고 합의한 바 있다. 이를 받아들여 1993년부터는 순록 뿔의 수입 유통을 금지했고, 한약재에서도 삭제했다. 그리고 녹용은 가축에서 생산되는 고기, 기름, 뿔의 카테고리에 들어가기 때문에 축산물로 분류된다.

3

녹용, 찾아보기 - 고전

🦌 도대체 언제부터 녹용을 먹을 생각을 한걸까?

지금이야 러시아, 뉴질랜드, 캐나다, 미국 등에서도 녹용을 약재로 가공하여 수출하고 있지만, 과거에는 동북아시아 지역 중심으로 한정된 인기를 누리는 약재였다. 사슴 뿔을 헌팅 트로피나 장식용, 관상용으로만 사용하던 서양 사람들에게는 녹용을 '먹는다는 것'이 놀라웠을 것이다.

고대 이집트인들은 녹용정(鹿茸精)에 대한 처방 기록을 남겼으며, 화상을 입었을 때 바르는 고약이나 이를 닦는 분말로도 사용했다고 한다. 현재 녹용정은 중국에서 분골 부위를 말한다. 미국 인디언들은 녹용을 상처치료, 두통약으로 사용했으며, 남아메리카와 멕시코 인디언들의 기록에도 녹용이 전해진다. 몽고와 시베리아 지역 일대에서는 폐질환과 간염증, 경련 등에 녹용을 사용했다고 하며, 중국 호남성 장사시(長沙市)의 한나라 마왕퇴 무덤에서 발견된 두루마리에는 52가지 종류의 질병 치료에 녹용에 관한 내용이 기록되어 있었다.

도대체 언제부터, 왜 한국, 중국, 일본 등 동북아시아 사람들은 녹용을 '먹는 것'에 주목한 것일까?

현존하는 고서를 토대로 거슬러 올라가보면 녹용이 문헌에 최초로 등장하는 것은 무려 5세기이다. 중국 후한(後漢) 시대, 도홍경이 저술한

『신농본초경(神農本草經)』에는 녹용의 맛, 성질, 효능이 꼼꼼히 기록되어 있다. 우리나라에는 5세기 전반에 사슴 사냥을 하는 벽화가 남아 있고, 중국으로부터 각종 의약서를 수용한 고구려는 이때부터 본격적으로 녹용을 사용했을 것으로 추정하고 있다.

책이 쓰여진 것 이전부터 한약재로 사용되었을 것을 추측해 본다면, 인간과 녹용의 인연은 **최소 2천 년**이다. 그 역사를 따라 가 보자.

✦중국 고전 속 녹용 이야기

녹용은 예로부터 인삼과 함께 삼용(蔘茸)이라고 불리며 사랑받아 왔다.

중국 신선과 불로장수의 비법을 서술한 도교서적인 포박자(抱朴子)[1]
에 "사슴은 수명은 천 년인데 오백 세가 되면 그 색이 희게 된다"고 나오
며, 청나라 과학자 조충기의 술이기(術異記)에 "녹용은 일 천 년에 창록(蒼
鹿)으로 되고 또 오백 년이 지나면 화해 원록(元鹿)으로 된다. 한나라 성제
때 산 속의 사람이 원록을 잡아서 요리할 때 뼈를 보니 검은색으로 되어
있었다. 선인(仙人)은 원록을 잡아서 먹으면 수명이 천 년이나 연장된다"
라는 내용이 있다. 물론 이러한 기록은 과장되어 전해진 면도 있을 것이다.

고기를 먹는 것에 그치는 것이 아니라 양근(陽根), 남자의 생식기와
비슷한 모양을 한 뿔인 녹용을 먹어도 남다른 발육과 장수를 이룰 수 있
다는 믿음을 놓지 않았던 것이다. 같은 것을 먹어 같은 것을 이롭게 한다
는 '이류보류(以類補類)'의 이론에 바탕한 것으로 보인다.

중국 최초의 약물학에 관한 전문 서적인 『신농본초경(神農本草經)』
에서도 녹용을 찾아볼 수 있다.

---

1 갈홍(葛洪, 283 ~ 343?)은 중국 동진(東晉) 때의 신선의(神仙醫)로 자는 치천(稚川), 자호
  는 포박자(抱朴子)이다. 저서로 포박자(抱朴子), 신선전(神仙傳), 금궤약방(金匱藥方), 주후
  비급방(肘後備急方)이 남아있다.

〈신농본초경〉

맛이 달고 성질의 따뜻하다. 하혈을 그치게 하고, 놀라고 간질 증상을 다스린다. 기력을 보하고 정신력을 강하게 한다. 치아를 자라게 하고 늙지 않게 한다. 녹각은 악창, 등창에 쓰이며 사악한 기가 혈액과 음중(陰中)에 남아 있을 때 몰아낸다.

味甘, 温, 主漏下恶血, 寒热, 惊痫, 益气强志, 生齿不老. 角, 主恶创痈肿, 逐邪恶气, 留血在阴中.

따뜻한 성질을 가진 녹용은 '**기력을 보하는데 탁월**'하다. 자궁건강, 하혈, 미열, 깜짝 놀라는 증상을 주로 치료하고, 정력을 증강하며, 정(精)을 더하고 늙지 않게 한다는 처방법이 다수 남아 있다.

중국 명나라 의약학자 이시진이 저술한 『본초강목(本草綱目)』에는 녹용과 관련한 항목이 총 **66회나 등장**한다. 녹용 뿐 아니라 녹혈까지 약재로 사용한다는 기록이 있고, 연유를 발라 털을 태우는 법제법까지 나온다. 녹용주, 녹용 가루, 환약, 고(膏), 미음 등 활용법도 다양하다.

〈본초강목〉

큰 사슴과 사슴의 뿔만은 날 때부터 매우 견실하고 두 달이 채 되지 않아서 큰 것은 20여 근이나 나간다. 하룻밤으로 계산해 보면 몇 냥씩 생성되니, 뼈가 생장하는 것 가운데 이것보다 빠른 것이 없다. 초목이 쉽게 생장하더라도 여기에 미치지 못한다. 이 뼈는 매우 단단하므로 뼈와 혈을 보해 주거나, 음경을 튼실하게 하거나, 정수(精髓)를 증가시킬 수 있다. 머리는 모든 양이 모이는 곳인데 위쪽의 녹용으로 모이니, 어찌 모든 피가 여기에 비견될 수 있겠는가, 라고 하였다.

惟麋鹿角自生至堅, 無兩月之久, 大者至二十餘斤. 計一日夜須生數兩, 凡骨之生無速於此. 雖草木易生, 亦不及之. 此骨之至强者, 所以能補骨血, 堅陽道, 益精髓也. 頭者諸陽之會, 上鍾於茸角, 豈可與凡血爲比哉.

본초강목에서도 녹용의 신비함을 생생하게 전하고 있다. 머리는 모든 양기가 모이는 곳인데, 심지어 머리를 뚫고 어마어마한 생장 속도와 함께 뿔 끝까지 피가 도는 신비한 녹용은 귀중한 가치를 지닐 수밖에 없는 것이다. 위 고전들에 수록된 녹용 이야기는, 훗날 동의보감 탕액 편에도 수록되어 그 효능의 가치를 더욱 높이게 된다.

5대10국 중 하나인 오월(吳越)의 대명(大明)이라는 사람이 지었다는, 지금은 소실된 『일화자본초(日華子本草)』에는 "남자의 허리가 시큰거리고 다리와 무릎에 힘이 없는 증상을 보(補)한다. 밤중에 꿈에서 귀신과 교접을 한다든가 조루증, 부인병의 하혈, 대하에는 공복 시에 술로 복용한다. 또 근골을 튼튼하게 한다"라고 되어 있다. 일화자본초는 『증류본초(證類本草)』에 일부 내용으로 남아 후대에게 전해지게 된다. 송나라 이후를 기점으로 녹용은 정력 증강, 불로장수의 목적으로 사용되어 왔다.

중국 청나라 추주(鄒澍)[2] 가 1832년에 펴낸 『본경속소(本經續疏)』에도 녹용의 약성과 특성에 대한 이야기가 등장한다.

---

2 추주(鄒澍, 1790 ~ 1844)는 한의학에서 상용하는 315종 약물에 대해 신농본초경과 명의별록의 조문을 기록하고, 당본도경과 본초강목을 참고하여 약물의 기원과 형태, 채취 시기 등을 고증하였다. 1832년 본경소증(本經疏證) 12권, 본경속소(本經續疏) 6권 등을 저술하였고, 우리나라에서는 임진석이 번역하여 인터넷에 공개하였다.
https://mediclassics.kr/books/154

〈본경속소〉

녹용은 약성이 따뜻하다. 약성이 따뜻한 약으로 이런 질환을 치료할 수 있는 까닭은 무엇인가? 녹각은 밑에서 위로 올라가면서 가지가 계속 갈라진다. 그리고 양쪽으로 대칭을 이루며 화려하게 나열하여 족삼음경(足三陰經)과 거의 비슷하다. 비(脾), 간(肝), 신(腎)은 인체에서 중간 아래에 있으며 주로 정혈을 끌어올려 공급한다. 만약 저장한 기가 부족하여 정혈을 데워서 올리지 못하면 머물러 응결하거나 밑으로 새어 나온다. 이때에는 성질이 따뜻한 약물을 써야 머무른 것을 순행하고 아래로 빠진 것을 들어 올릴 수 있다.

猶可以性溫者治之乎. 豈知鹿角之自下上上, 歧中出歧, 兩兩相參, 燦然並列, 絶似足三陰經也. 夫脾肝腎聯處中下均主引精血上奉, 其有藏氣不咸, 無以蒸騰精血, 而或爲留結, 或至滲洩, 若不用性溫之物, 何以使留者行, 陷者擧耶.

보통 동물 뿔은 속까지 피가 도달하지 않는다. 그런데 사슴은 뿔 속으로 피가 올라온다. 그래서 녹용은 피를 아주 높은 곳까지 끌어올린다. 게다가 용(茸)은 묵은 뿔이 떨어진 자리에 피가 쌓여서 솟아오른 것으로 단단한 뿔을 형성하기 바로 전 단계며 끌어당기는 힘이 가장 왕성하다. 녹용은 이렇게 강력히 밀어 보내는 힘으로 밑에 머무른 것을 올려 보내고, 졸아들고 위축한 것을 왕성하고 힘차게 변화시킨다.

凡獸血皆不能至角, 惟鹿則角中有血, 是本能引血至上者, 況茸乃當舊角纔解, 積血岺湧, 將欲作角之時, 逞其曳引之力, 正厚取其推送之勢方張, 而下溜者轉而上供, 餒怯者易而雄駿.

약 2천 년 전부터 중국에서부터 이어 온 녹용 사랑은 동북아 3국을 중심으로 퍼져 나간다. 서양에서 자연적으로 떨어진 낙각을 사냥개의 장난감, 헌팅 트로피, 장식품 등에 주로 활용했다면, 동양에서는 진작부터 **약재로서의 가치와 효능에 주목**해왔던 것이다.

자, 그럼 우리나라 고전 속 녹용 이야기로 넘어가 보자.

고전 속 녹용
효능 이야기

성질이 따뜻하고 맛이 달다.
하혈을 그치게 하고,
놀라서 생긴 간질 증상을 다스리며
기력을 보하고, 정신을 강하게 하며
치아를 자라게 한다

- 신농본초경 -

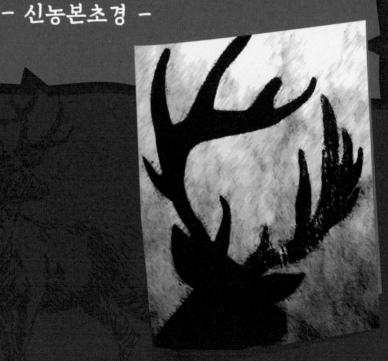

사슴의 뿔은 날 때부터 매우 견실하고
두 달이 채 되지 않아 20여 근이나 된다.
뼈가 생장하는것 가운데 이것보다 빠른 것은 없다.
이 뼈는 매우 단단해 뼈와 혈을 보해주거나
음경을 강하게 하니 정수(精髓)를 증가시킬 수 있다.

- 본초강목 -

보통 동물의 뿔은 속까지 피가 돌지 않는다
그런데 사슴은 뿔 속으로 피가 올라오며,
아주 강력히 밀어 위로 보내는 힘을 통해
뿔 끝까지 피가 돈다… (중략)
성질이 따뜻한 녹용은 머무른 것을 순행하게 하고
아래로 빠진 것을 들어 올릴 수 있는 힘이 있다
- 본경속소 -

동의보감에는 정(精), 신장, 폐, 허리, 뼈, 허로(虛勞), 소갈(당뇨), 소아 질병, 유아의 치아와 관련한 내용에 60회 가까이 녹용이 등장한다. 특히 탕액을 소개하는 부분에서는 녹용 뿐만 아니라 녹각, 사슴의 뼈(녹골), 사슴의 골수, 사슴의 피, 사슴 고기, 사슴 머리, 사슴의 신장, 사슴의 발굽, 사슴의 힘줄로 나누어 자세한 약리 작용을 설명하고 있다. 그 세세한 관찰과 임상 기록이 놀라울 뿐이다. 우리는 우선 녹용과 녹각에 관해서만 살펴보자.

〈동의보감〉

성질이 따뜻하고 맛은 달고 시며(쓰고 맵다고도 한다) 독이 없다. 허로로 야위는 것과 사지·허리·등뼈가 쑤시고 아픈 것을 치료한다. 남자의 신(腎)이 허하고 찬 것과 다리와 무릎에 힘이 없는 것을 보하고, 꿈에 귀신과 교접하여 정이 새는 것, 여자의 붕루 및 적백대하를 치료하며, 태를 든든하게 한다.《본초》

性溫, 味甘酸(一云苦辛), 無毒. 療虛勞羸瘦, 四肢腰脊痠疼. 補男子腎虛冷, 脚膝無力, 夜夢鬼交泄精, 女人崩中漏血, 及赤白帶下, 能安胎.《本草》

5월에 뿔이 갓 돋았을 때 그 연한 뿔을 잘라 불에 말리는데, 작은 가지처럼 생긴 것이 가장 좋다. 가지 같이 생긴 녹용은 너무 어려서 혈기가 아직 갖추어지지 않았기 때문에 말 안장 모양으로 갈라진 것이 약효가 더 있다고 한 곳도 있다.《본초》

五月, 角初生時取其茸, 火乾. 以形如小茄子者爲上. 或云, 茄子茸太嫩, 血氣未具, 不若分岐如馬鞍形者有力.《本草》

성질이 따뜻하고 맛은 짜며 독이 없다. 옹저와 창종(瘡腫)에 주로 쓴다. 어혈을 없애고 중악·주심통(疰心痛)을 치료한다. 또, 뼈가 부러진 것과 허리·척추가 아픈 것도 치료한다. 《본초》

性溫, 味醎, 無毒. 主癰疽瘡腫. 除惡血, 除中惡, 心腹疰痛. 又治折傷, 腰脊痛. 《本草》

사슴은 천 년을 사는데, 오백 살이 되면 털이 희어진다. 사슴은 나이를 많이 먹을수록 그 뿔이 단단해지니 약에 넣으면 더 좋다. 《본초》

鹿壽千歲, 五百歲毛變白. 年歲久者, 其角堅好, 入藥彌佳. 《本草》

동지에 일양(一陽)이 생길 때 고라니의 뿔(麋角)이 떨어지고, 하지에 일음(一陰)이 생길 때 사슴의 뿔(鹿角)이 떨어진다. 이는 각각 음분·양분을 좇아 이와 같이 떨어지는 것이다. 요즘 사람들은 이를 구분하지 않고 쓰는데 경솔한 일이다. 고라니와 사슴의 뿔은 돋아나서 다 자랄 때까지 채 2달도 걸리지 않는데, 큰 것은 20여 근이나 나가고 단단하기가 돌과 같다. 하루 밤낮에 수 냥이나 자라는 셈이니 이것보다 빨리 자라는 뼈는 없다. 초목이 비록 쉽게 자란다고 하지만 이 역시 고라니와 사슴의 뿔에는 미치지 못하니 어찌 뼈나 혈에 비교할 수 있겠는가! 《본초》

冬至一陽生, 麋角解, 夏至一陰生, 鹿角解. 各逐陰陽分, 如此解落, 今人用一般, 殆疏矣. 凡麋鹿自生, 至堅完, 無兩月之久, 大者二十餘斤, 其堅如石, 計一晝夜須生數兩, 凡骨之類成長, 無速於此. 雖草木至易生, 亦無能及, 豈可與凡骨血爲比哉. 《本草》

약에 넣을 때는 저절로 떨어진 것은 쓰지 않는다. 《본초》

入藥不用自落者. 《本草》

역시나 **'성질이 따뜻하고 허한 것을 보충'**해준다고 한다. **'저절로 떨어진 것은 쓰지 않는다'**는 본초의 기록을 그대로 가져와 강조하고 있는데, 이는 녹용과 녹각, 낙각을 구분하여 약재로 쓰고 있던 지혜가 그대로 전해지는 부분이다.

특히 주목할 점은 5월에 뿔이 갓 돋았을 때, 약효가 가장 좋을 때 절각하여 약재로 사용해야 한다는 것이다. 이면에는 녹용의 절각 시기에 따라 영양 성분과 약효가 다르다는 것을 암시한다. 이는 필자가 강조하는 60일경 절각한 '육십분골'과도 맥이 통한다. 60일 성장한 녹용은 영양 성분이 가장 좋은 시기이다. 이와 관련한 자세한 내용은 4. 녹용, 잘라 보기- 부위 편에서 설명하기로 한다.

🦌 이경제의 바이블, 동의보감

아무나 붙잡고 우리나라 역사상 가장 이름난 명의가 누구냐고 물으면 대다수 사람들은 **'허준'**이라고 대답할 것이다. 바로 **한의학계의 바이블**, 『**동의보감**』의 저자이자 선조와 광해군의 주치의였던 그 남자이다.

'동의(東醫)'란 중국 남쪽과 북쪽의 전통 의학에 비견되는 동쪽의 전통 의학 즉, 조선의 고유 전통 의학을 뜻한다. '보감(寶鑑)'이란 "보배스러운 거울"이란 뜻으로 귀감(龜鑑)이 되길 바라는 염원을 담았다. 허준은 왜란으로 피폐해진 나라와 백성을 위해 새로운 의학서를 편찬하라는 선조의 어명을 받아, 임진왜란 중이던 선조 29년부터 집필을 시작해 광해군 2년에 마무리하게 된다.

동의보감은 허준이 왕실에서 가지고 있는 의학서와 다른 나라의 문헌들을 모아 25권으로 간단하게 (세종 시절에 나온 향약집성방은 85권이다) 정리한 실용 서적이다. 금원사대가(金元四大家)의 의견을 추가하고 우리나라 실정에 맞게 처방을 조정하였다. 15년 간의 작업 끝에 광해군 2년(1610년)에 동의보감을 바치게 된다. 광해군은 선왕께서 명하신 책이 완성을 보게 되었으니 비감함을 금치 못하겠다 하면서 허준에게 숙마(熟馬) 1필을 주어 그 공에 보답하고, 내의원에서 인쇄하여 널리 배포하라고 하였다. 그 당시의 베스트셀러로 중국에서만 30번 이상 인쇄되고, 일본, 베트남 등 아시아 전역에 전해졌다.

시대 상황을 알면 동의보감이 더 자세히 보인다. 끝나지 않는 전쟁, 각종 질병과 가난에 지친 백성들을 위해 '우리 국토에 맞는, 우리 실정에 맞는' 의서를 편찬하고 싶었던 허준의 원칙은 매우 진보적이고 실용적이 었다는데 주목할 필요가 있다.

1. 병을 고치기에 앞서 수명을 늘이고 병이 안 걸리도록 하는 방법을 중요하게 생각하자

: 지금이야 당연한 말이지만 400년 전 시대적 상황은 그렇지 않았다. 허준의 진보적인 사고관이 반영된 것. "건강을 유지하는데 중요한 것은 육체와 정신을 단련하는 것이고, 약과 침은 그 다음이다"고 했다.

---

2. 무수히 많은 처방들의 요점을 간추리자

: 중국 의학과, 민간 의학의 처방법들을 쉽고, 명확하게 정리하였다.

---

3. 국산 약을 널리 쉽게 쓸 수 있도록 약초 이름을 조선 사람이 부르는 이름으로 표기하자

: 어려운 한자, 중국식 명칭 등을 국민들이 부르는 명칭과 함께 표기함으로써, 혼란을 줄이고 쉽게 따라 할 수 있도록 했다.

동의보감을 읽어본 사람은 알겠지만, 감탄이 나올 만큼 전문적이고 자세하면서 친절하기까지 하다.

1. 세계 최초의 대중들을 위한 의학서적이다.

: 중국에서 수입한 약재 대신 우리 산천에서 쉽게 구할 수 있는 약재들을 다수 소개하고 설명하는 등, 오랜 전쟁으로 고생하고 아파하는 백성들이 쉽게 이해할 수 있도록 했다.

---

2. 치료도 좋지만 그 이전에 병을 예방하며 건강을 추구하는 양생의 정신을 강조하였다.

: 정신적, 육체적, 사회적 건강과 안녕이라는 현 세계보건기구가 중시하는 이념을 400여 년 전부터 실천하고 있었다는 것이 놀랍지 않은가.

---

3. 증상, 진단, 예후, 예방법으로 일목요연하게 정리하였다.

---

4. 백과사전의 색인 구실을 할 정도로 목차를 상세하게 정리하였고, 관련 내용을 상호 참조할 수 있게 기록했으며, 참고 자료의 인용처를 하나하나 밝혀 원 저작을 찾아볼 수 있게 했다. 현대 논문 저술과 같은 형식을 이용하였다.

동의보감은 목차 2권, 의학 내용 23권으로 이루어져 있다. 의학 내용은 5편 구성으로 「내경편(內景篇)」(6권)·「외형편(外形篇)」(4권)·「잡병편(雜病篇)」(11권)·「탕액편(湯液篇)」(3권)·「침구편(鍼灸篇)」(1권)이다.

〈내경〉편 - 몸을 구성하고 있는 기본적인 요소인 오장육부에 관한 사항

〈외형〉편 - 눈에 보이는 몸의 각 부위에 관한 기능과 질병

〈잡병〉편 - 몸에 생기는 여러 가지 병의 원인과 증상을 적고,
　　　　　 이에 따른 기본적인 치료 방법

〈탕액〉편 - 약재를 쉽게 구하는 방법과 처방하는 요령,
　　　　　 민간에서 불리는 이름 등

〈침구〉편 - 침과 뜸에 관한 이론과 시술 방법

　필자와 같은 한의사들은 물론이고, 한의학이나 약재에 관심이 있는 사람이라면 동의보감 예찬으로 시간 가는 줄 모른다. 요로 결석으로 고생한 후 신장과 신허(腎虛)의 내용을 동의보감에서 찾아보면 '허리통증, 무기력, 좋지 않은 안색, 식은땀, 갈증, 침침한 눈'의 증상이 나타난다고 나온다. 마치 망문문절(望聞問切)을 통해 직접 진찰해 주는 것 같은 상세한 증상 설명과 원인 분석에 놀랍기 그지없다.

　동의보감 서문에 "의술은 책이 아니면 그 내용을 실을 수 없고, 책은 가리지 않으면 정교하지 못하게 되고, 가려 뽑되 그것이 넓지 못하면 이치가 문명하지 않으며, 널리 전하지 못하면 혜택이 널리 미치지 못한다. 이 책은 옛날과 오늘의 것을 두루 갖추어 묶고 여러 사람의 말을 절충하여 근원을 탐구하고 원칙과 요점을 잡았으니, 상세하되 산만하지 않고 간결하되 포괄하지 않음이 없다."고 했다.

당시 국민들에게 녹용은 결코 쉽게 구할 수 있는 약재가 아니었음은 분명하다. 녹용의 효능과 활용법에 대해서 꼼꼼히 다루고 정리한 허준은 어쩌면 지금처럼 녹용 문턱이 낮아져, 쉽게 먹을 수 있는 세상이 오길 바라는 마음이었을 수도 있지 않을까?

1) 『동의보감』 제1권 B형, 내경편, 동의과학연구소, 휴머니스트, 2002.

한의학의 바이블, 동의보감

동의보감의 뜻
: '동'쪽, 즉 조선의 '의'학과
'보'배와도 같은 귀'감'이 되는 책

언제 쓰여진 책?
: 조선 선조 29년(1596년)~
광해군 2년(1610년)

세계 기록 문화 유산 선정
: 2009년 7월, 의학서 최초로 등재

우리나라 3대 한의서
: 향약집성방, 동의보감, 동의수세보원

누가, 왜 쓴 책?

: 선조의 주치의였던 허준이
잦은 왜란과 질병으로 지친 국민들을 위해
중국과 조선의 의학을 집대성하여 완성한 의학실용서

동의보감의 구성

내경(오장육부) 6권

외형(눈에 보이는 몸의 부위) 4권

잡병(질병과 기본적 치료방법) 11권

탕액(약재에 관한 처방) 3권

침구(침과 뜸에 대한 이론, 방법) 1권

동의보감의 의의

1. 세계 최초 대중들을 위한 의학서

2. 치료 이전에 병의 예방법과 건강을 추구하는 양생 정신

3. 한~명에 이르는 중국 의학과 조선 의학의 핵심을 담음

4. 병의 증상, 진단, 예후, 예방법으로 일목요연하게 정리

5. 백과사전 색인과도 같은 상세한 목차 정리

6. 관련 내용 상호 참조가 가능, 자료 인용처를 표기

4

녹용, 잘라보기 - 부위

🦌 녹용을 잘라보자

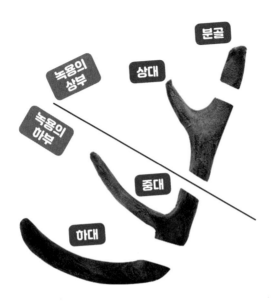

분골과 상대를 '상부'로, 중대와 하대를 '하부'로 구분해 보자.

약재로 사용하기 위해 건조한 녹용의 부위별 비율은 평균적으로 분골 3% 이내, 상대 30%, 중대 24%, 하대 43% 정도이다. 녹용의 무게는 8-10세 사슴까지는 늘어나는 경향을 보이지만, 그 후 점차 감소한다. 뿔은 아래에서 위로 솟구치듯 자라난다. 각질화가 많이 진행되는 하부와 그렇지 않은 상부를 구성하는 성분의 비율에도 차이가 생긴다.

녹용은 부위와 성장 기간에 따라 함유하고 있는 성분의 양이 다르다.

그러나 사슴의 종, 성장 기간, 부위별 성분에 대한 상세한 연구는 아직 부족한 상황이다. 그렇지만 국내외 논문과 연구자료를 최대한 모아 정리해 보도록 하자.

녹용 최고 지점에 위치한 '**분골**'은 전체 녹용의 약 3% 정도밖에 되지 않는 희소성 때문에 녹용 부위 중 가장 고가이다. 강글리오사이드, 판토크린, 인슐린유사 성장인자 등 녹용의 대표 영양 성분을 얻을 수 있는 부위이기도 하다. 분골에는 녹용 생장점이 자리해 세포 활동이 왕성하다. 실제로 분골 부위를 보면 가장자리는 검고 매우 견고하며 윤기 나는 기름띠로 둘려 있는 것을 확인할 수 있다. 가운데로 모일 수록 고운 살구색을 띠고 조직은 매우 치밀하다. 분골의 가장 상부를 '**팁**'이라고 하는데, 이 부분은 딱딱해지지 않는다. 팁과 분골은 특히 성장 촉진과 두뇌 발달, 면역력 증진에 도움을 주어, 성장기 어린이는 물론 청소년, 수험생, 노년층 할 것 없이 모두에게 좋다.

분골 아래 '**상대**'는 한약재 중 가장 대중적으로 쓰이는 부위이다. 같은 상대 부위라도 위로 분골, 아래로 중대 어디에 가깝냐에 따라 색, 생김새, 밀도가 다르다. 분골과 가까운 상대는 조직이 치밀하고 선홍색이나 연한 갈색이다. 중대와 가까운 상대는 상대적으로 밀도가 떨어지고, 색은 어두운 적갈색이다. 상대는 녹혈이 가장 집중된 부위로 전반적으로 붉은 색이다. 조직이 연하고 부드러우며 회분 함량이 적다. 단백질, 레시틴, 아미노산, 철분이 풍부하며 '면역 기능 증강'과 '조혈 작용'이 뛰어나다. 심장, 위를 보호하며 만성피로 회복 등에 좋다.

상부에서 30cm 이하 부위는 '**중대**'라고 한다. 아래로 갈수록 경도가 단단하고 상대적으로 밀도는 떨어진다. 색깔은 붉은 기 없는 어두운 갈색이다. 각질화가 시작되는 부분에는 하얀색이 약간 포함되어 있기도 하다. 아미노산, 칼슘, 미네랄이 매우 풍부해 골다공증 치료, 예방 제재로 많이 쓰인다. 콜라겐, 히알루론산도 풍부하여 세포 조직의 수분을 유지하고, 피부 장벽을 보호하는데 도움을 준다. 강장 작용이 뛰어나 대체적으로 부인병에 효과적이며 칼슘이 다량 함유되어 노년층에게도 좋다.

녹용 가장 아래, 사슴의 머리와 가장 가까운 부위는 '**하대**'라고 한다. 밀도가 엉성하고 전체적으로 구멍이 뚫려 있다. 색깔은 흰색이 도는 갈색이고 촉감은 매우 거칠며 녹각 직전 단계와 유사하다. 분골, 상대, 중대 등 녹용 전 부위를 지탱하는 만큼 경도는 단단하고 외형의 부피도 크다. 전체 녹용 중 1/3을 차지한다. 칼슘, 무기질 함량이 높다.

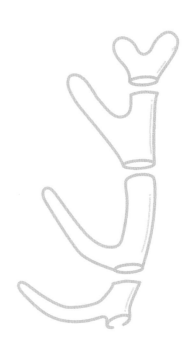

녹용 전문가와의 대담#1- 한동허브 한현진 대표

사실 약재로 사용하는 녹용은 절각 과정부터 처리, 유통까지의 모든 단계를 철두철미하게 챙겨야 한다. 필자의 지인 중 엄청난 신념과 행동력을 가지고 있는 수입/유통 업체 대표가 한 명 있다. 한동허브의 한현진 대표이다. 평소 궁금했던 내용에 대해 인터뷰를 요청했는데 흔쾌히 답변해 주었다.

이경제: 소비자들 중 녹용을 개인적인 루트로 구하는 경우가 있는데, 그 경우 소비자들이 간과하고 넘어갈 수 있는 맹점이 있을까요?

한현진: 몇몇 소비자들이 좀 더 신선한 녹용을 먹고자 사슴농장에 가서 눈으로 확인한 (생)녹용을 구매해서 직접 달여 먹는 경우가 있습니다. 녹용은 온도와 습도에 민감한 약재입니다. 특히 (생)녹용은 건녹용에 비해 유통 과정이나 취급 부주의로 인해 쉽게 상하거나 문제가 생길 수 있는 여지가 있습니다. 허가를 받거나 검증된 제조시설에서 생산된 녹용을 구매해야 안전하고 건강에 도움되는 녹용을 드실 수 있습니다.

....

이경제: 저와 함께 뉴질랜드 녹용원정대의 일원으로 뉴질랜드를 방문하고 있는데, 뉴질랜드 사슴과 녹용의 관리 과정을 보고 느끼는 점이 있나요?

한현진: 사슴산업에 종사하면서 여러 나라를 가봤지만 전세계적으로 뉴질랜드만큼 관리가 잘 되고 있는 나라는 보지 못했습니다. 사슴 최대 생산국 답게 사슴협회와 MPI(정부기관) 간의 긴밀한 소통을 통해 좋은 정책이 만들어

지고 산업이 발전하는데 좋은 기틀을 마련하여 매년 긍정적으로 발전하는 모습이 부럽게 느껴집니다. 또한, 농축산업 분야의 선진국 답게 농부들에게 느껴지는 장인정신에 고개가 절로 숙여집니다.

특히 우리가 녹용을 먹는 이유는 건강을 지키고 유지하기 위해서 아니겠습니까? 좋은 녹용은 건강한 사슴에서 나온다고 생각합니다. 건강한 사슴은 좋은 환경에서 생산됩니다. 자연 초목을 먹고 자라고, 방목을 통해 스트레스를 덜 받는 사슴과 녹용은 우리에게 분명히 이로움을 주는 자연의 선물이라고 확신합니다.

....

이경제: 한동허브가 녹용의 유통 과정에서 가장 중요시하는 것이 있다면 무엇일까요?

한현진: 한동허브에서 수입 시 검토하는 부분 중에 첫 번째는 생녹용 상태로 수입이 되기 때문에 사슴농장에서 장기 보관되어 있는 녹용인지 혹은 보관되고 있는 냉동창고의 결함으로 인해 녹용이 변질되었는지 확인하는 부분입니다.

이후 수입 후 생녹용을 건녹용으로 제조하는 과정에서 최대한 유효 성분들을 보존하기 위해서는 온도와 습도에 민감한 혈을 어떻게 수분만 빠르게 건조하는지가 관건입니다. 잘못하면 높은 온도에 노출되어 혈이 타거나 습도로 인해 쉽게 변질될 수 있는 특성을 가진 녹용이다 보니 최대한 낮은 습도를 유지하고 낮은 온도로 천천히 건조해 녹용 생산에 주의를 하고 있습니다.

또한 동물성 약재이다 보니 여름같이 고온 다습한 환경에 장시간 노출되어 변질될 가능성이 높습니다. 그래서 유통 시 밀폐 혹은 진공포장 형태로 유통을 하고 있습니다.

....

이경제: 저와 함께 '육십분골(60일경 절각한 녹용)'의 효능과 의미를 강조하고 있는데, 회사를 운영하는 대표 입장에서는 90일경 절각한 녹용이 크기도 크고 무게도 나가니 아쉬울 수 있을 것 같아요. 그럼에도 육십분골에 의미를 두는 이유가 있을까요?

한현진: 솔직히 말씀드리자면 저희 입장보다는 농가에서는 크고 무게가 많이 나가는 90일경 녹용을 판매하는 것이 더 유리한 입장입니다. 다만 한국에서는 녹용을 사용하는데 있어서 분골이 가장 중요한 부위이며 좋은 녹용의 기준이 되기에, 60일경에 절각한 녹용을 생산하도록 사슴협회와 수출회사 그리고 수입회사들이 다 함께 노력하고 있습니다. 또한 이경제 원장님과 함께 매번 뉴질랜드 농가를 방문하여 절각 시기에 대한 중요성을 직접 눈으로 보고 배우면서 농장주들은 물론 녹용원정대 모두 육십분골에 대한 확신을 갖게 되는 것 같습니다.

....

이경제: 저의 개인적인 꿈은 '녹용의 대중화'입니다. 현장에서 체감한 녹용의 대중화에 대한 한동허브 대표님의 견해와 개인적인 꿈은 무엇인가요?

한현진: 그동안 녹용은 국내 소비자들에게 오랫동안 사랑을 받아왔지만 녹용에 대해 과학적인 접근과 미래 지향적인 투자가 지속적으로 이어져 오지

않아 좋은 녹용을 알리고 설득하는데 한계가 있다고 느껴왔습니다.

이경제 원장님과 함께하면서 녹용의 대중화를 이끌어 가시는 모습이 정말 인상 깊었고 녹용의 세계화도 가능하겠다는 확신이 들었습니다. 그래서 녹용에 대한 다양한 시각과 투자를 통해 많은 노하우를 축적하고 집중하여 전세계 사람들이 주목할 만한 제품이 될 수 있도록 일조하고 싶습니다.

🦌 분골에 주목하자

사슴 뿔의 제일 꼭대기, 전체 녹용의 3%밖에 되지 않는 희귀한 부위인 분골(粉骨).

분골은 녹용 고유 성분이 집중된 부위라고 할 수 있다. 뒤에서 자세히 알아보겠지만, 분골에는 유효 성분 함량도 가장 높다. 노화 억제 물질인 강글리오사이드 수치도 월등하다. 녹용에서만 볼 수 있는 판토크린도 분골 부위에서 처음 추출됐다. 분골에는 인슐린유사 성장인자 호르몬(IGF-1, Insulin-like Growth Factor 1), 에스트라디올, 테스토스테론 같은 호르몬도 집중되어 있다.

녹용은 재미있는 것이 성장 진행 시기, 절각 시기, 사슴 건강 상태에 따라 성분 변화를 반복한다. 한참 성장을 지속 중인 40일부터 90일 사이의 녹용이라 할지라도 녹용의 고유 성분 함유량이 다르다. 아미노산, 콜라겐 역시 상부와 하부 모두에 존재하지만, 시기에 따라 함량 변화를 보인다.

하루하루 다른 변화를 보이는 것이 살아있는 재료의 신기한 부분이다. 단, 녹용의 분골 부위는 딱딱 해지지 않는다.

그래서 이 점을 활용할 수 있다. 필요에 따라 원하는 부위를 선택할수 있고, 각 부위를 모두 함께 먹을 수도 있으며, 성장 진행 시기와 절각 시기를 따져 품질 좋은 녹용을 고를 수도 있다. 이왕 약재로 선택한다면 분골까지 모두 포함된 녹용을 먹는 것이 좋다.

🦌 이경제의 육십분골(六十粉骨)

이제 녹용의 문턱은 낮아졌고, 소비자 관심은 높아졌다. 원산지를 꼼꼼히 따지고 취향과 목적에 따라 현명한 선택을 한다. 스마트 컨슈머들 덕분에 의사와 약사는 물론 건강식품 관계자들도 더 공부하고 세세하게 따지는 시대가 되었다. 중세 이전부터 녹용을 먹어 온 중국산이 좋지 않겠느냐, 러시아 녹용을 괜히 원용이라고 하는게 아니다, 광활한 대자연에서 뛰어노는 캐나다와 뉴질랜드 사슴 뿔이 가장 좋지 않겠냐 등 나름의 근거가 있지만 어느 원산지의 녹용이 가장 훌륭한지에 대한 명확한 과학적 근거는 사실 아직 부족하다.

앞에서 동의보감 이야기를 열심히 하면서 '5월경 절각한 녹용의 영양 성분이 가장 좋다'는 구절을 재차 강조 하려다가 잠시 뒤로 미뤄두었다. 이 구절에 필자가 강조하는 **'육십분골'**의 이야기가 연결되기 때문이다.

결국 원산지보다 중요한 것은 **녹용의 성장 기간과 적절한 절각 타이밍**이라는 결론을 내렸다. 성장 기간에 따라 녹용은 유효 성분 차이가 크다. 보통 녹용은 자라기 시작한 날로부터 60일~90일경이 가장 영양 성분이 좋은데, 약재로 쓰는 녹용을 절각한다면 60일경 절각하는 것이 가장 좋다고 생각한다. 왜 그럼 90일경이 아니냐에 대한 날카로운 질문을 한다면, 좀 더 전문적인 근거 자료를 놓고 이야기를 해 보자.

녹용의 절각 시점에 관한 논문 중 Helen J. Batchelder의 녹용에 관한 연구에는 "녹용이 성장을 시작한 지 약 8주 후(약 56일)가 되면 그들은 가장 영양이 풍부한 성장 단계에 도달하며, 절각할 준비가 된 것이다"는 내용이 있다. 물론 90일경 절각하게 되면 60일경 절각한 녹용 무게보다 약 20% 무겁고, 부피도 크다. 무시할 수 없는 수치이며, 귀한 녹용을 더 많이 얻을 수 있는 것은 분명하다. 하지만 영양 성분에 차이가 있기 때문에 과감한 선택을 하는 것이다.

한국녹용연구센터의 녹용 성장 기간별 조단백질과 글리코사미노글리칸(GAG) 함량 변화에 대한 연구(2005)도 육십분골에 대한 확신을 심어준다.

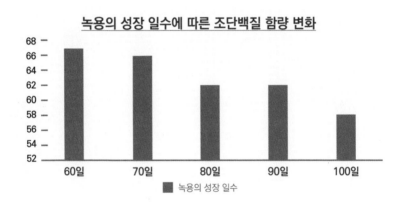

위 그래프는 녹용의 성장 일수에 따른 조단백질의 함량 변화(그래프 y축)를 나타낸 그래프이다. **60일경 조단백질의 함량이 최고치를 찍고, 점차 줄어드는 것**을 확인할 수 있다. 조단백질은 가공하지 않은 순수한 단백질을 말한다.

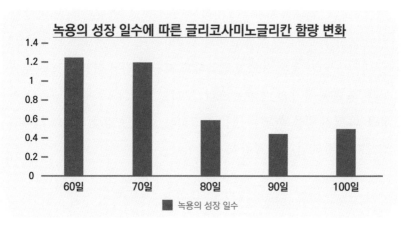

녹용의 성장 일수에 따른 글리코사미노글리칸 함량 변화

■ 녹용의 성장 일수

글리코사미노글리칸은 피부의 진피층을 이루는 콜라겐(collagen)과 엘라스틴(elastin) 사이를 채워 세포의 구조를 팽팽하게 유지해 피부 표면을 매끄럽게 유지하는 역할을 하며, 골다공증과 연골치료에도 사용되는 성분이다. 조단백질 함량 변화와 마찬가지로 **60일경 최대치를 찍고 점차 함량이 줄어드는 것을 확인**할 수 있다.

뉴질랜드 농장에서는 60일~90일 사이에 녹용을 절각하는 것이 일반화되어 있다. 실제로 방문한 농장들은 물론, 사슴협회에서도 한 마리 한 마리 소중하게 키운 사슴의 건강 상태와 뿔을 꼼꼼하게 살핀 뒤, 적당한 절각 타이밍을 판단한다. 사슴은 평균 20년 가까이 사는데, 8세~12세 사이의 청년 사슴이 가장 건강하다. 당연히 그 시기에 있는 사슴의 녹용이 영양 성분 역시 가장 훌륭하다. 사슴은 녹용이 자라기 시작하고 **60일 전후가 되면 먹는 양과 활동량을 본격적으로 늘린다. 당연히 이 시기에 녹용의 성장이 급속도로 진행**된다. 위에서 알아본 바와 같이 60일경 대

부분의 영양 성분 함량이 최고점을 찍고 점차 수치가 떨어지게 된다. 칼슘과 무기질은 예외다. 100일 정도가 되면 점차 녹용은 딱딱해지게 되는데, 그와 동시에 칼슘과 일부 무기질 함량은 늘어난다.

이와 같은 이유들을 토대로 필자는 60일경 **절각한 녹용이라는 의미로 '육십분골'을 강조**한다. 기획 제작하는 제품은 물론, 한의원에서 사용하는 녹용까지도 엄격한 체크리스트를 적용하여 녹용을 선별하고 가공하고 있다. (뒤에서 녹용 체크리스트를 확인할 수 있다) 필자의 꿈인 **'녹용의 대중화'**를 위해서라면 가장 먼저 체크해야 할 것이 바로 녹용의 영양 상태인 것이다. 그래서 필자는 녹용을 직접 눈으로 보고, 듣고, 배우기 위해 매년 뉴질랜드로 떠나곤 한다.

1) "Deer Velvet Boosts Strength", Tockev A, The Dominion, In: The New Zealand Game Industry Board Media Statement, Feb 18, 1998.
2) "The Benefits of Velvet Antler: The 2000-Year-Old Health Food For All Reasons", Duarte A, Self-Published, 1995.
3) "Velvet Antler: A literature review", Helen J. Batchelder, http://www.natraflex.com.
4) 『녹용을 아십니까?』, 건국대학교 녹용연구센터, 2006.

✦ 이경제의 뉴질랜드 녹용 이야기

2010년대 초반부터 필자는 매년 가을이 되면 봄이 온 뉴질랜드를 방문한다. 뉴질랜드 북섬, 남섬의 여러 사슴목장을 방문하여 농장주들을 만나고, 사육환경을 시찰하고, 녹용 학술대회에 참석하며, 녹용 경연대회(deer velvet competition)에 참가하기도 한다. 더 전문적으로 접근하고 싶어서 2016년에는 정식으로 '뉴질랜드 녹용원정대'를 발족했다. 한의사, 재활의학과 의사, 녹용유통 전문가, 건강식품 제조회사 대표, 마케터, 기자 등 다양한 전문가들이 모여 매년 가을 출정하고 있다. 중국, 러시아, 미국, 국산 녹용이 별로라는 것이 아니다. 그저 필자의 기준에는 스트레스 없이 건강하게 뛰어 노는 사슴복지의 천국, 뉴질랜드산 녹용이 매력적이다.

뉴질랜드는 세계 최대 사슴 방목 사육 국가이다. 인구는 482만에 불과한데, 사슴은 900만 마리 이상이 서식한다. 실제로 뉴질랜드를 차로 이동하다 보면 사람보다 사슴과 양을 더 많이 본다. 사슴 고기와 녹용은 해마다 7천만 달러 수출실적을 기록하며, 연간 생산량만 750t에 이른다.

녹용은 우리나라를 포함한 중국, 일본 등 아시아 국가에 수출하고, 뉴질랜드 국내와 전세계로는 사슴 고기를 위주로 소비, 수출하고 있다. 2000년대 초반부터는 본격적으로 정제(錠劑), 캡슐, 건조 파우더 형태의 영양제로 가공하여 판매하고 있다.

필자가 뉴질랜드 녹용에 주목하게 된 계기는 **뉴질랜드는 정부가 나서 자국 녹용을 인증하고 보장한다는 점**이었다. 세계 어느 나라에서도 쉽게 볼 수 없는 광경이다. 뉴질랜드 사슴협회와 발을 맞추어 까다롭게 생산한 녹용에는 이력추적 태그도 붙이고, 생산한 농장은 물론 절각 시점, 사슴의 예방접종 내역 등 각종 관리 내역을 기록하고 있다. 녹용 절각 과정도 '동물외과시술'로 분류하여 수의사가 동반해야만 뿔을 자를 수 있다. 가공업자들도 HACCP 기준을 철저히 지킨다. 이 모든 과정이 뉴질랜드에서는 너무나 당연한 일이다. 뉴질랜드가 세계 최고, 세계 최대 녹용 생산국으로 성장한 이유가 여기에 있다.

필자가 다년 간의 뉴질랜드 답사로 얻은 내용을 정리해 보면 다음과 같다.

사슴복지에 충실한 사육환경

뉴질랜드 사슴은 광활한 목초지에서 스트레스 없이 신나게 뛰어 놀고, 신선한 사료와 자연적으로 조성된 목초를 먹는다. 사슴 생활 특성상 목초지가 넓어야 건강하게 성장할 수 있다. 생태계 유지를 위한 필수 조건이므로 뉴질랜드 사슴 농장주들은 농장을 설계할 때 목초지 설계와 관리에 가장 큰 공을 들인다고 한다. 사료도 자체적으로 재배하고, 직접 수확한 사료만 먹인다. '대자연이 키웠다'는 말은 그야말로 뉴질랜드 사슴을 두고 한 말이다.

뉴질랜드 정부와 사슴협회의 긴밀한 공조

뉴질랜드 정부는 자국에서 생산한 사슴, 녹용 모두를 보장한다. 사슴 각각에 고유 식별번호를 부여하는데 이는 엄격한 규제시스템 적용을 위한 필수 조건이다. 녹용 가공 처리도 정부의 허가를 받은 공장에서만 할 수 있고, 전 과정은 식품위생법을 준수한다. 기술과 자금력이 부족한 농장은 정부가 지원하고 관리 시스템을 전수한다.

녹용 절각과 품질 심사

뉴질랜드에서는 수의사 없이는 녹용을 자를 수 없다. 절각 과정은 법적으로 동물외과시술로 규정하고, 절각한 녹용의 품질 심사는 매우 깐깐하다. 매년 무작위로 NVSB(The National Velveting Standards Body) 독립 감사도 시행하는데, 규정 준수를 어기면 강력한 제재를 받는다.

엄격한 녹용 등급 기준

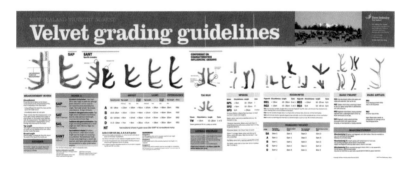

뉴질랜드 사슴농장을 가면, 가는 농장마다 위의 가이드라인이 붙어 있다. 처음 방문한 농장에서는 너무 신기해서 자세히 읽어 보고, 메모하고, 사진도 찍고 난리였지만, 가는 농장마다 있는 것을 보고 이 꼼꼼한 가이드라인을 모두 숙지하고 있다는 사실에 엄청난 감명을 받았다.

지속 가능한 농장 운영

뉴질랜드 사슴협회는 정기 학술제를 열고 있다. 매 분기 협회지를 발행하기도 한다. 이는 농장주 책임감을 높이고, 사육환경을 개선하기 위한 취지라고 한다. 나라 이름을 걸고 수출하는 만큼 엄청난 노력이 뒤따르는 것이다. 정기 학술제에서 다뤄진 안건에 따라 탄소량을 줄이고, 환경에 부담을 최소화하는 친환경 사료도 권장하고 있다. 농장 경영 방식을 나누고, 지속 가능한 산업을 장기적인 관점에서 계획하고 시행한다. 햇빛에 얼굴이 빨갛게 그을려서 한국에서 온 우리를 껄껄 웃으며 반겨주던 사람 좋은 농장주들이, 학술제와 협회 회의 때만 되면 무서울 정도로 철저하고 진지하게 토론하는 모습을 보았을 때는 감동을 넘어 충격을 받기도 했다.

---

1) "국내산 녹용의 부위별 식품학적 성분분석", 한국식품과학회지, 2003.
2) www.deernz.org.

당신이 알아야 할
녹용의 기본상식

수컷 사슴만 뿔이 난다.

봄/여름 에는 녹용
가을 에는 녹각
겨울 에는 낙각

모든 사슴의 뿔이
한약재로 쓰는 녹용은 아니다!

* 꽃사슴, 레드디어(마록), 엘크(와피티)의
  뿔이 약재가 되는 녹용이라는 것

뉴질랜드는 국가가 직접 깐깐하고 꼼꼼하게 녹용을 관리하고 감독한다?!

- 자국에서는 사슴 고기를 소비
  중국과 한국을 비롯한 녹용 애용국가에는 질 좋고 건강한 녹용을 수출

- 천혜의 자연환경에서 사슴복지에 최선을 다하여 방목 사육

- 정부의 엄격한 규제 시스템(사슴 식별 태그)
  뉴질랜드 사슴협회의 녹용등급 심사기준 적용

- 지속 가능한 농장 운영을 위해
  농장주들 간 세미나, 캠페인, 학술대회를 정기적으로 개최

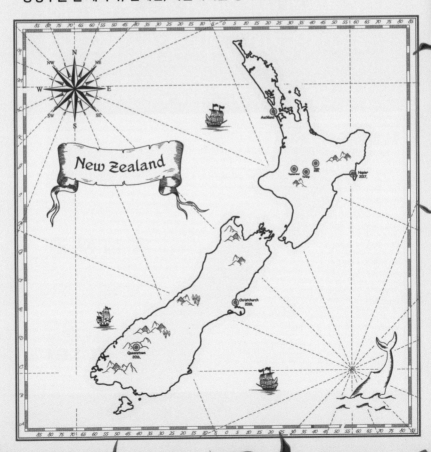

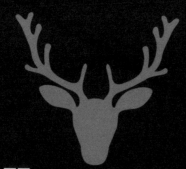

왜, 육십분골?

1. 60일경 절각한 녹용 (분골+상대+중대+하대)
2. 녹용의 대표 성분이 가장 풍부한 단계
3. 60일경 사슴의 활동량, 식사량도 최대

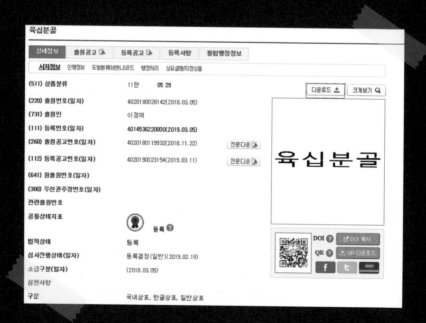

* 육십분골의 성분과 효능에 대한 확신으로 특허청에 출원한 상표등록

'녹용'을 잘라보자!

분골 - - - - - - - - - - - - - - - -

상대 - - - - - - - - - - - -

중대 - - - - - - - - - - - - - - - - - - -

하대 - - - - - - - - - - - -

러시아 녹용? 국산 녹용?
다 좋지만 결국엔
뉴질랜드 녹용!

뉴질랜드의
건강한 사슴
사육환경을
둘러본다

위생적인
녹용의
절각 과정을
시찰한다

한국으로
가져올
건강한 녹용을
체크한다

녹용 대중화를
위해
연구개발에
힘쓴다

농장주들과
녹용에 대해
깊은 토론을
나눈다

이경제 원장과
뉴질랜드 녹용원정대

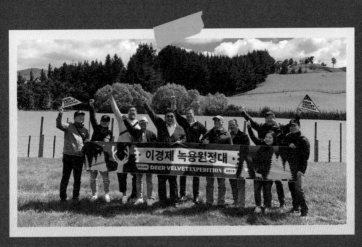

2014년 각계각층 녹용전문가들을 섭외 후 발족
2016년부터 매년 본격적인 뉴질랜드 사슴농장 탐방
녹용에 대한 꾸준한 연구와 원료수급, 제품개발 진행 중

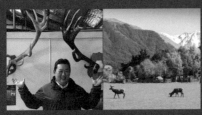

▲ 2016 퀸즈타운(Queenstown)

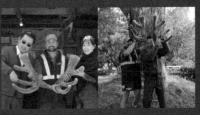

▲ 2017 네이피어(Napier)

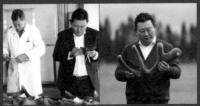

▲ 2018 퀸즈타운(Queenstown)

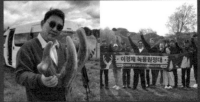

▲ 2019 타우포(Taupo)

녹용 전문가와의 대담#2- 에스피코퍼레이션 김봉남 대표

> 2014년 더힘찬 녹용 시즌1 제품 런칭부터 필자와 긴 시간 함께 하고 있는 에스피코퍼레이션의 김봉남 대표는 대한민국 건강식품 시장을 누구보다 발빠르게 분석하고 연구하고 있다. 뉴질랜드 녹용원정대의 총무이자 부대표로 활약하고 있는 김봉남 대표에게 수많은 전통 원료 중 녹용에 집중하게 된 계기와 앞으로의 개발과 계획에 대한 이야기를 들어보았다.

이경제: 2020년 건강식품 및 건강기능식품 시장 규모는 4조원을 넘어섰습니다. 수 천 가지가 넘는 제품이 시장을 이루고 있는데 수많은 원료 중 녹용에 집중하고 있는 이유가 있을까요? 녹용이 가지고 있는 효능과 매력에 대한 개인적 견해는 무엇인가요?

김봉남: 녹용은 남녀노소 막론하고, 언제 어느 때 먹어도 실패가 없는 전통 원료입니다. 믿고 먹을 수 있는 건강식품 가운데 녹용만 한 것이 있을까 반문해 보시면 정답을 얻기가 쉬울 것입니다. 오랜 역사와 임상을 통해 쌓아온 녹용의 입지, 앞으로 더 기대되는 녹용의 미래, 제가 녹용을 택하고 집중하고 있는 가장 큰 이유입니다. 수많은 원료 가운데 귀한 녹용을 알리고 있다는 사실만으로도 자부심과 자신감이 생깁니다.

녹용은 어린아이의 성장, 청년의 건강유지, 중/장년의 강장, 노년층의 노화 예방에 이르기까지 입증된 효능과 효과가 매우 다양합니다. 저는 가끔 그런 생각을 합니다. 진시황이 그토록 애타게 찾아 헤맨 불로초는 '녹용에 가장 근접하지 않았을까?'라고 말입니다.

녹용은 2천 년 이상 인류가 믿고 의지해 온 전통 보약이면서, 미래 지향적인 건강식품입니다. 건강에 대한 인식 변화를 바탕으로 웰 에이징(well-aging)을 준비하는 사람들이 늘고 있는 만큼 앞으로도 녹용에 대한 관심은 지속될 것이라고 생각합니다.

....

이경제: 김봉남 대표님은 2016년부터 각계 각층의 전문가들로 구성된 '뉴질랜드 녹용원정대'의 핵심 멤버로 매년 저와 함께 뉴질랜드로 떠나고 계시죠. 개인적으로 생각하는 뉴질랜드 녹용의 특장점과 녹용원정대의 성과를 소개해 주실 수 있을까요?

김봉남: 건강한 사슴에서 건강한 녹용이 자랍니다. 다만, 건강한 사슴을 키우는 일은 하나의 요인으로 이뤄지지 않습니다. 사슴이 자라는 환경, 먹거리, 동물복지 시스템, 까다로운 농장주와 그 농장주들을 돕는 뉴질랜드 사슴협회의 적극적인 협조와 지원 등 복잡하고 다차원적인 노력들이 모여 건강한 사슴을 키워 냅니다.

녹용원정대는 '직접 눈으로 확인하기 전에는 믿지 않는다', '소비자의 입장에서 직접 확인하자'는 물음에서 출발하였습니다. 2016년부터 이경제 원장님을 중심으로 제조사, 유통사, 촬영팀, 방송PD등 관계자들로 원정대를 구성하여 뉴질랜드 현장을 방문하고 있습니다. 매년 뉴질랜드 천혜의 자연환경, 최상의 방목시스템, 농장주들의 동물복지에 대한 생각과 실천을 직접 눈으로 확인하고 있습니다.

특히 녹용의 영양이 절정인 60일경에 절각하는지 확인하는 것은 가장 중요한 포인트입니다. 정확히 8주를 기준으로 절각하는 모습은 우리에게 더 큰 확신을 심어주었습니다. 녹용원정대는 녹용에 대한 문턱은 낮추고, 뉴질랜드 녹용의 신뢰를 높이는 좋은 기회가 될 것이라 믿습니다. 앞으로도 녹용원정대의 폭넓은 경험들을 많은 분들과 나눌 수 있으면 좋겠습니다.

··

이경제: 저와 에스피코퍼레이션이 함께 하는 '더힘찬 녹용' 제품은 2014년 런칭 이후 2020년 8월 현재 1700억 원대의 누적 매출을 달성했습니다. 재구매 고객만 13만 명 이상이죠. 이렇게 꾸준한 인기를 유지하는 이유는 어디에 있다고 보시나요?

김봉남: 첫 번째 '녹용의 대중화'입니다. 제품 개발 당시 이경제 원장님의 말씀이 또렷이 기억납니다. "녹용은 꾸준히 섭취하면 건강에 정말 좋은 보양식인데, 가격이 비싸서 일부 사람들만 먹을 수 있다는 것이 너무나 안타깝다. 우리나라 국민 누구나 부담 없이 녹용을 물처럼 마시는 날이 오면 좋겠다". 원장님의 선의와 노력 덕분에 지금은 과거와 비교할 수 없을 정도로 녹용 시장은 커졌습니다. 대신, 소비자들의 가격 부담은 대폭 줄었습니다. 이경제 원장님은 대량 수입을 통해 원가를 낮춘 장본인이면서, 녹용의 가치와 힘을 알린 일등 건강 전도사입니다.

두 번째는 '신뢰'입니다. 제품 개발에는 많은 업체들 과의 협조가 필요합니다. 최상급 녹용인지, 만들 때 원료는 제대로 넣었는지, 위생적으로 관리하였는지, 허위와 과대 광고는 하지 않았는지, 판매가격에 속임수는 없었는지, 소비자 상담은 진심을 다했는지…… 관계자들 사이에 신뢰가 쌓이고 견고해질 때 제품에 대한 자신감이 더 올라갑니다. 이경제 원장님과 처음 제품을 개발

할 때부터 함께했던 여러 관련 업체들이 지금도 변함없이 긴 시간 함께하고 있습니다. 더 좋은 제품으로 개발하려는 뜻에도 변함이 없습니다. 무엇보다 '나'와 '내 가족'이 먹는 것이라고 생각하고 만들기 때문에 소비자들께서 먼저 우리의 진심을 알아봐 주신다고 믿습니다. 재구매는 '더힘찬 녹용'에 대한 무한 신뢰이자, 효능에 대한 증명이라고 생각합니다.

이경제: 건강과 면역에 대한 관심이 극대화되면서 매년 녹용 시장의 규모도 국내외 안팎으로 커지고 있습니다. 수백억 녹용 시장의 미래를 어떻게 전망하시는지요?

김봉남: 녹용은 오래된 전통 원료이지만, 효능만큼은 오늘과 내일로 향하고 있습니다. 이미 선행 연구를 통해 단백질, 콜라겐, 레시틴, 칼슘, 아미노산, 각종 성장인자, 강글리오사이드, 판토크린 등의 성분 분석이 이루어지고 있습니다. 여기에 그치지 않고 학계에서는 새로운 성분에 대한 기대를 갖고 추가 연구를 진행하고 있습니다. 그만큼 기대가 무궁무진한 영양의 보고(寶庫)입니다.

녹용이 다양한 성분과 효능을 갖고 있다는 것은 미래가 밝다는 것을 의미합니다. 건강식품처럼 먹는 용도를 넘어, 활용 영역도 더욱 다양하게 확대될 것이라 생각합니다. 가령, 녹용에서 추출한 인슐린유사 성장인자(IGF-1)를 이용한 재생크림이나 콜라겐을 이용한 기능성 제품도 가능성이 열려 있습니다. 녹용이 아니더라도 마유(馬油)크림처럼 사슴유(鹿油)를 이용한 화장품 제품과 사슴젖(鹿乳)을 이용한 고단백식품도 대중들의 마음을 충분히 끌 수 있을 것이라 전망합니다.

이경제: 기업 경영가이자 국민들의 건강을 위한 제품을 만드는 회사의 대표님이신데, 대표님만의 경영철학이 있다면 무엇일까요?

김봉남: 에스피코퍼레이션의 경영철학은 '먹는 것으로 절대 장난치지 말자'입니다. 단순해 보이지만, 이 근간을 지켜야 뿌리가 흔들리지 않는다고 생각합니다. 가끔 주변 사람들을 통해 저희 제품을 섭취하거나 구매하신 분들을 실제로 접하는 경우가 있습니다. 심지어 가까운 친척이 저희 제품을 섭취하는 모습을 보면서 기분이 묘했던 적도 있습니다. 그럴 때일수록 마음을 다잡고, 단단하게 붙들게 됩니다. 내 가족과 지인이 먹는다고 생각하면, 좋은 제품을 만드는 일은 결코 어렵지 않습니다. 앞으로도 품질 좋은 원료, 믿을 수 있는 제조, 꾸준한 관찰, 철저한 관리를 통해 소비자들을 만나고, 이경제 원장님께서 이루고 계신 '녹용의 대중화'에도 큰 힘이 되고 싶습니다.

5

녹용, 깊이보기 - 성분

그래서 녹용에는 도대체 어떤 성분이 들어있길래 '녹용을 부위별로 나누는가' 하면 '자르는 타이밍까지 생각해야'하나 싶지 않은가? 이 책의 제목을 다시 떠올려보자. **이경제는 왜 녹용에 대한 책을 이렇게까지 자세하게 쓰는가?** 바로 녹용의 성분과 효능에 대한 이야기를 쉽고 자세하게 더 많은 사람들에게 알리기 위해서이다.

단백질과 콜라겐 정도 들었으려나 싶은 녹용에는 사실 우리가 모르고 지나갈 수 있는 엄청난 성분이 다양하게 들어있다. 막연히 몸에 좋은 거라고 알고 먹는 것과, 어디에 어떻게 좋은지 알고 먹는 것은 다르니까.

이제부터 차근차근 녹용에 들어 있는 성분의 역할과 특징에 대해 알아보자.

녹용을 연구하는 학자들에 대한 존경과 감사

아직 녹용은 국내 식품의약품안전처로부터 별다른 기능성 인증을 받지 못했다. 너무 기능이 많아 무엇으로 기능을 받아야 할지 모른다는 이야기와, 들리는 소문에 연구논문을 바탕으로 다양한 기능성을 준비하는 회사들이 있다고 한다. 그러나 2천 년 이상 이어 온 녹용의 임상과 레시피, 효능에 대한 이야기는 점차 과학적인 근거를 통해 뒷받침되고 있다. 우리나라는 물론 러시아, 뉴질랜드, 중국, 일본에서 녹용의 품종별, 부위별, 성분별 연구를 진행하고 있으며, 필자 또한 기존 연구자들의 연구논문과 뉴질랜드 사슴협회의 녹용 테크니컬 매뉴얼, 건국대학교 녹용연구센터 자료들을 통해 더 정확하고 분석적인 접근이 가능했다.

지금까지 여러 연구들에서 밝혀진 녹용의 성분은 각종 필수 아미노산, 칼슘과 마그네슘, 인, 칼륨, 나트륨, 철, 망간, 아연, 구리와 같은 미량원소(무기물), 아미노당류, 강글리오사이드, 판토크린, 레시틴, 콜라겐, 인슐린유사 성장인자를 비롯한 각종 호르몬 등이 있다. 녹용은 영양성분의 보고(寶庫)라 해도 과언이 아니다.

특정 집단을 대상으로 하는 역학연구는 물론 복수의 유사 연구결과를 통합적으로 분석하는 메타분석까지, 기존의 연구에 대한 학자들의 집념과 열의를 통해 녹용은 점점 더 그 진가를 드러내고 있다.

물론 녹용의 유효 성분이나 구체적 약리 작용이 좀 더 명확하게 규명되면 좋겠지만, 성장 촉진, 면역 기능 강화, 관절 기능 개선, 뼈 강화, 조혈 작용, 운동력 강화, 조직 기능 회복, 기억력 증진, 심혈관계 기능 개선, 항염, 노화 방지 등 의학적 응용 분야의 광범위함은 수많은 연구결과에서 도출하는 공통된 결론임은 분명한 사실이다. 수천 년 한의학적 임상에 현대적이고 과학적인 이론이 뒷받침되고 있는 요즘, 녹용은 나날이 각광받게 될 것은 분명하다.

필자도 어렵고 복잡한 책보다는 쉽게 읽히는 즐거운 책이 더 좋다. 그 기조를 유지하며 성분과 효능에 대해 설명하고자 한다. 이보다 더 자세한 내용을 알고 싶은 사람들은 책 뒷부분에 정리해 둔 참고문헌을 찾아보자.

🦌 인삼에 사포닌이 있다면 녹용에는 '강글리오사이드'가 있다

강글리오사이드(Ganglioside)는 1942년 독일의 과학자 에른스트 클렝크(Ernst Klenk)가 뇌 속에 있는 신경절 세포에서 분리한 물질이다. 척추동물의 뇌, 간, 골격, 눈, 적혈구 등 세포막에 분포하고 있는 **당지질(糖脂質)의 하나이며, 무려 녹용의 대표 성분**이기도 하다. 당지질은 세포막의 안정성을 유지하고, 면역에 관여하며, 세포가 조직을 형성하도록 세포끼리 서로 연결하는 역할을 한다.

그래서! 강글리오사이드가 담당하는 첫 번째 주요 기능은 '**면역**'이다. 우리 몸을 이루는 기본 단위인 세포는 세포막을 통해 서로 신호를 주고받는다. 강글리오사이드는 세포막에서 세포 외부로부터 들어오는 독소, 호르몬, 단백질 등을 인식하고 받아들인다. 더 쉽게 말하면 필요한 것을 감지하고 탐색하는 **안테나**와 같은 역할을 하기 때문에, 우리 몸의 면역력 증진과도 연결되는 것이다.

두번째로 '**뇌 건강**'을 지킨다. 뇌세포 및 신경세포에 많이 함유되어 있는 강글리오사이드는 최근 연구에 따르면 **신경 조직의 치료와 유지**에 주 역할을 한다. 유전적인 결함이나 후천적인 결핍으로 강글리오사이드의 합성이 원활하지 않을 경우, 신경계 이상 등의 증상이 나타날 수 있다. 가볍게는 집중력 저하나 건망증부터 알츠하이머, 파킨슨병, 헌팅톤씨병까지. 뇌와 신경과 관련한 증상과 질병의 치료에 강글리오사이드가 사용되는 이유는 여기에 있다.

셋째, '조혈 기능'을 한다. 즉 피를 만들어내는 것이다. 적혈구의 생성을 돕고, 혈류의 양을 적정하게 유지하고, 혈액순환에도 도움을 준다. 강글리오사이드가 신경세포 이외에 적혈구 조직에도 많이 분포되어 있기 때문이다. 조혈 기능이 원활하면 체온이 적절하게 상승되고, 자연스럽게 신진대사가 촉진된다. 녹용을 양기의 보양식이라고 하는 과학적 근거가 있는 셈이다.

마지막으로 강글리오사이드는 체내 NF-κB(핵인자 카파비)라는 '염증인자를 억제'한다고 알려져 있다. 최근에 주로 진행되는 녹용의 약리적 연구들은 관절염을 비롯한 염증성 질환에 도움이 되는 강글리오사이드의 효능에 집중하고 있다.

강글리오사이드는 녹용, 녹육(사슴 고기)은 물론 초유, 고구마, 견과류 등에 많이 들어 있다. 특히 녹용에는 중량 대비 많은 양의 강글리오사이드가 (녹용 1g 당 5.66mg/녹용 30g 중에 0.437μmol) 들어있다. 또한, 한국식품영양과학회지에 발표된 연구에 따르면 녹용을 발효하게 되면 발효 전 7.9μg/ml였던 강글리오사이드 함량이 발효 후 14.9μg/ml로 88.6%나 증가한다. 발효 녹용에도 주목할 필요가 있다.

1) "녹용 중의 Gangliosides 분리 및 분석 (Purification and Analysis of Gangliosides from Deer Antler)", 한니영(이화여자대학교 자연대학 화학과), 전길자(이화여자대학교 자연대학 화학과), 한국생화학회지 v.27 no.5, pp.459 - 465, 1994.

2) "Health benefits of deer and elk velvet antler supplements: a systematic review of randomised controlled studies", Gilbey A, Perezgonzalez JD, N. Z. Med. J. 125 (1367): 80-6. PMID 23321886, 2012.

3) "Deer Velvet Technical Manual Version 6.3(2001-2009)", Deer Industry New Zealand.

🦌 분골에서 찾은 '판토크린'

스탈린 독재가 맹위를 떨치던 1931년, 러시아 사슴 산업이 양적/질적으로 모두 급성장할 수 있는 계기가 찾아왔다. 러시아의 과학자 파브렌코(S.M. Pavlenko)가 녹용에서 '판토크린(Pantocrin)'이라는 물질을 추출해 낸 것이 계기가 되었다. 파브렌코를 비롯한 러시아 학자들은 판토크린의 효능을 다각도로 연구하며 러시아 녹용의 가치를 높일 수 있었다.

녹용의 유기물질 중 3%의 지방질 중에서 에탄올을 통해 지질을 추출해서 나온 것이 판토크린이다. 녹용, 특히 **분골 부위에서 약 2%의 판토크린을 얻을 수 있다**고 한다. 중국에서는 판토크린을 녹용에서 얻을 수 있는 근본이자 핵심이라는 뜻을 담아 **녹용정(鹿茸精)**이라고 할 정도이다. 녹용정을 '늙지 않는 비밀성분'이라 하여 귀하게 여기고, 판토크린을 강조한 건강식품도 다양하게 출시하고 있다.

일본에서도 1970년대부터 판토크린에 주목해 왔다. 일본 학자들은 판토크린이 손상된 신경세포를 복원하는데 효능이 있다는 연구결과를 내고 관련 연구를 지속해 오고 있다. 1980년대에는 녹용의 안티에이징 효과를 담당하는 성분 중 하나가 판토크린이라는 연구결과를 토대로 영양제, 주사제, 마스크팩 등으로 활용법을 확장하고 있다.

녹용의 분골 부위에서 주로 얻을 수 있는 판토크린은 비타민, 미네랄,

효소, 아미노산 등이 포함된 합성물질이다. 얻을 수 있는 양은 매우 적지만 농도는 매우 높고 약리 효과가 다양하다. 현재까지 진행된 많은 판토크린 연구에서 공통적으로 도출되는 효능은 **노화 방지와 활력 증진, 신경세포 복원, 뼈와 관절 건강에 도움이 된다**는 것이다.

판토크린은 지질에 속한다. 앞에서 알아본 강글리오사이드도 마찬가지다. 그럼 녹용에 있는 지질 성분이 무엇과 다른지 자세히 알아보자.

1) "What is Pantocrin - a Powerful Ancient Anti-Aging Super Remedy", https://core-spirit.com/articles/what-is-pantocrin-powerful-ancient-anti-aging-super-remedy.
2) "The Remarkable Healing Power of Velvet Antler", Kamen, Betty PhD and Paul, Nutrition Encounter, p. 12-34, Novato, California, 2003.
3) "Velvet Pricing and Production Trends(2015-09-15)". deernz.org, 2015.
4) "녹용의 약효 성분에 관한 연구(IV) 녹용의 프로스타그란딘의 검출", 한국생화학회지 10 (1): 1~12, 1977.

녹용의 '지질'은 무엇이 다를까?

지질(脂質)이란 무엇일까?

영어로 지질은 Lipid인데, 이는 그리스어인 lipos(fat)로부터 유래했다고 한다. 그래서일까, 지질은 때론 지방(fat)과 동의어로 사용될 때도 있다. 그러나 사실 지방(fat)은 트리글리세라이드라고 불리는 지질(lipid)의 하부 그룹이다. 또 지질은 지방산을 포함하고 있을 뿐만 아니라, 콜레스테롤과 같은 스테롤을 포함한 대사 물질들도 포함하고 있는 개념이다.

지질은 에너지 저장, 신호전달, 세포막의 구성에 있어 빼놓을 수 없는 성분이다. 지질은 화장품, 식품 뿐 아니라 나노기술까지 응용 분야가 매우 다양하다. 인간과 다른 포유류는 몸에서 자체적으로 지질을 분해하고 합성할 수 있지만 몇 가지 필수 지방산은 이러한 방식으로 만들 수 없어 **음식이나 영양제로 섭취해야 한다.** 우리가 잘 알고 있는 올레인산, 포화지방산, 불포화지방산, 오메가-3지방산, DHA 등이 지질에 속한다.

지방산

지방산에는 포화지방산과 불포화지방산이 있다. 두 지방산 모두 에너지 공급원이 되는 중요한 영양소이다. 대체로 동물성 지방에는 포화지방산이, 식물성 지방에는 불포화지방산이 있는데 녹용에는 '불포화지방산'이 풍부하다. 불포화지방산 60% 중에 DHA가 약 44%로 가장 높은 수치를 보인다. DHA는 우리가 잘 알고 있듯 등푸른생선에 많이 함유된 성분이다. 뇌에서 정보를 전달할 때 세포간 신경 전달 물질이 수용체에 결합을 잘 할수록 전달 능력이 커지는데, DHA가 바로 세포막의 유동성을 증가시켜 주는 물질이다. 녹용에는 DHA 뿐 아니라 리놀레산, 감마리놀레닌산, 아라키돈산 등 다양한 불포화지방산이 들어있다. 물론 녹용에는 포화지방산인 올레인산, 스테아린산도 들어있다.

단순히 지방이 들어있다고 인식하면 안된다. 넓은 의미에서 지방은 세포를 구성하고 호르몬 합성의 원료가 되는 콜레스테롤, 세포막을 구성할 뿐만 아니라 에너지를 만들기 위해 분해된 형태라고도 볼 수 있는 지방산, 지질과 단백질의 복합체인 지단백질 등으로 구분할 수 있기 때문이다. **운동 및 에너지 합성과 직접적으로 관련이 있는 성분**이 바로 지방산인 것이다.

중성지질

우리가 조금은 부정적인 이미지를 가지고 있는 콜레스테롤은 사실 그 자체로만 놓고 보면 세포의 형태를 변형시키고 이동하는 것을 가능하게 하는 중성지질의 하나이다. **세포막 내에서 세포 내 수송, 세포 신호 전달, 신경 전도를 담당하는 역할**을 하는 것이다. 자연스럽게 **각종 호르몬의 구성 성분**이 되기도 한다.

LDL 콜레스테롤은 혈관벽 안쪽에 파고들어 각종 염증 반응을 일으킨

후 덩어리처럼 뭉쳐져 혈관벽에 붙어 혈관을 막히게 하거나 두껍게 만든다. 우리가 콜레스테롤 수치를 체크할 때는 이 LDL 콜레스테롤 수치를 신경 쓰게 되는 것이다. 반면 좋은 콜레스테롤인 HDL 콜레스테롤은 혈관벽에 쌓여 있는 나쁜 콜레스테롤을 다시 빼내 제거하는 기능을 한다.

녹용에는 콜레스테롤, 콜레스테롤에스터, 트리글리세라이드, 모노글리세라이드 등 중성지질이 많이 함유되어 있다. 콜레스테롤류는 호르몬의 구성 성분이 되고, 글리세롤류는 필수 지방산의 구성 성분이다.

복합지질

복합지질은 인체의 **면역 계통에 중요한 역할**을 한다. 뒤에서 자세히 알아볼 레시틴부터 세라마이드, 앞에서 자세히 알아본 기억력 증진 및 면역 증강 작용이 있는 녹용의 대표 성분 강글리오사이드는 물론 판토크린까지 복합지질에 속한다.

1) "Deer Velvet Technical Manual Version 6.3(2001-2009)", Deer Industry New Zealand.
2) "Health benefits of deer and elk velvet antler supplements: a systematic review of randomised controlled studies", Gilbey A, Perezgonzalez JD, N. Z. Med. J. 125 (1367): 80-6. PMID 23321886, 2012.
3) "Anonymous. Immunostimulatory effects", Available at: http://www.countrylodge.co.nz/nutrition.html.

🦌 두뇌를 좋게 하고, 혈액을 맑게 하는 '레시틴'

레시틴(Lecithin)은 난황에서 처음 발견되어 그리스어로 계란 노른 자를 뜻하는 레키소스(Lekithos)에서 이름 붙여졌다고 한다. 현재는 대두에서 가장 많이 추출하는 원료이다. 식약처가 인증한 건강기능식품 기능성 원료이기도 한 레시틴은 **'혈중 콜레스테롤 개선'에 도움을 줄 수 있는 인지질**(燐脂質)이다. 앞에서 알아본 판토크린의 1/3을 차지하기도 하는 녹용의 대표 복합지질이다.

'인지질'이란 무엇일까? 건강식품이나 영양제에 관심이 있는 사람이라면 한 번쯤 들어봤을 것이다. 지방과 유사한 구조를 가지는 인지질은 당지질, 콜레스테롤, 단백질과 함께 생체막을 구성하는 지질을 말한다. 몸의 지방 대사와 수분을 조절하는 역할을 하며, 리놀레산 등 불포화지방산을 함유하고 있다. 세포막, 적혈구, 뇌세포, 관절조직의 주요 성분이다. 우리는 크릴오일, 오메가3, 아스타잔틴 등을 구매할 때 의식적으로 인지질 함량이 높은 제품을 고르곤 한다.

레시틴은 인체의 면역체계와 신진대사를 담당하는 세포막의 주요 구성 성분으로, 영양소의 흡수 및 배설 등 기초 대사를 담당한다. 뇌와 기억과 관련한 신경 전달 물질인 아세틸콜린, 레시틴콜린을 들어본 적 있는가? 레시틴이 바로 이 '콜린'을 만든다. **두뇌 활동에 도움을 주며, 항산화 작용, 면역력 증가 및 노화 예방에 효과가 있는 만능 인지질**이다.

또, 레시틴은 물과 기름을 섞이게 하는 유화 작용을 한다. 혈관 벽에 쌓인 지방을 녹이며, 동맥경화, 심근경색, 뇌경색 등 심혈관 질환 예방에 효과적이기 때문에 레시틴이 혈중 콜레스테롤 개선에 기능성 인증을 받을 수 있었던 것이다.

여성 갱년기와 치매 예방에 대두(콩)이 좋다는 사실은 이미 모두 잘 알고 있을 것이다. 콩에 들어 있는 식물성 단백질과 지방산, 식물성 에스트로겐인 이소플라본 함량이 높아 좋은 것도 있지만, 레시틴 함량이 높기 때문임을 잊어서는 안된다. 나이가 들수록 뇌세포는 수가 줄고 파괴된다. 나머지 세포의 역할까지 저하시켜 치매가 되는 경우도 많다. 세포막의 활동을 활발하게 하는 레시틴은 비타민E를 비롯한 지용성 비타민의 흡수를 도와 **노화를 방지하고 혈액순환을 원활히** 해 주는 것이다.

녹용에 바로 이 레시틴이 풍부하게 들어 있다. 최근 많은 학자와 연구자들이 레시틴과 같이 녹용에 함유된 지질 성분에 관심을 가지고 있다. 녹용을 먹었을 때 강장 효과를 느낄 수 있는 것은 녹용의 지질이 독특한 화학구조를 가지고 있기 때문이다. 서울아산병원 종양내과 김상희 박사는 녹용에 들어있는 지질 성분이 면역력을 컨트롤 할 수 있는 결정적인 역할을 할 수 있다는 논문을 발표해 화제가 되기도 했다. 다른 지질 성분과는 달리 녹용에서만 볼 수 있는 독특한 화학구조의 지질을 PLAG(팔미틱산, 리톨레산, 아세트산이 합성된 녹용의 특수한 지질 성분)라고 명명하고 추가 연구를 진행하고 있다.

1) "녹용의 성장 기간에 따른 아미노산, 지방산, 지질성분의 변화", 전병태, 문상호, 이상락, 김명화, 건국대학교 녹용연구센터, 2010.
2) "국내산 녹용의 부위별 식품학적 성분 분석", 이부용(한국식품개발연구원), 이옥환(한국식품개발연구원), 최현선(한국식품개발연구원), 한국식품과학회지, 2003.
3) "Deer Velvet Technical Manual Version 6.3(2001-2009)", Deer Industry New Zealand.
4) http://www.plaglab.co.kr/.

🦌 이름은 어려워도 정말 중요한 '인슐린유사 성장인자' (IGF-1호르몬)

인슐린유사 성장인자 호르몬(Insulin-like Growth Factor-1)은 신진대사를 높일 뿐 아니라 생명 유지, 성장, 활동 등 **몸 속에서 일어나는 수 천 가지 화학반응을 담당**하고 있다. 초유에서 얻을 수 있는 가장 훌륭한 성분이 바로 이 인슐린유사 성장인자 호르몬이다. 우리 몸에서는 '간'에서 생성된다. 상처 치유, 세포 분화, DHA 합성, 두뇌 성장 발달, 근육신경과 혈관 조직의 형성, 혈당 조절을 담당한다. 우리가 원하는 이상적인 역할을 수행하는 것은 물론, 생각하고 움직이는 기본적인 역할까지 수행하고 있다.

녹용은 동물의 그 어느 조직보다도 빨리 성장한다. 녹용 같은 케이스는 흔하지 않다. 일반적인 동물의 뿔은 딱딱한 반면, 녹용은 피부조직으로 혈액과 신경이 발달해 있고, 뿔 끝부분에는 생장점도 위치해 있다. **중력을 거슬러 빠른 속도로 뿔을 성장하게 하는 원동력은 성장 촉진에 관여하는 인슐린유사 성장인자 호르몬이 있기 때문**이다. 이 성분은 녹용의 분골과 상대에 많이 함유되어 있다.

성장은 유전적 요인과 환경적 요인으로 결정된다. 유전적인 요인이야 어쩔 수 없다 하더라도, 환경적 요인으로 채워줄 수 있는 부분을 얼마나 현명하고 적절하게 해 주느냐가 중요한 문제이다. 실제로 뉴질랜드와 북미 시장에 유통되고 있는 녹용 관련 제품을 살펴보면 "성장"에 주목한 제품이 많다. 바로 이 인슐린유사 성장인자의 역할과 효능에 주목한 제품들이다.

여기서 잠깐, 성장인자란 무엇일까?

성장인자(Growth Factor)는 세포의 수를 증가시키고, 대사를 촉진하여 세포 크기를 증가시키는 단백질의 총칭이다. 우리 몸 안에는 세포의 종류가 다양하듯이 성장인자도 다양하며, 각각 독특한 수용체를 통해 그 효과를 발휘한다. 녹용에는 인슐린유사 성장인자 이외에도 상피세포 성장인자(Epidermal growth factor), 뼈 형성 단백질(Bone morphogenic protein), 신경세포 성장인자(Nerve growth factor), 혈소판 유래 성장인자(Platelet derived growth factor) 등이 함유되어 있다.

인슐린유사 성장인자의 역할을 단순히 유아와 청소년의 성장에만 연관 짓지 않고, **신진대사를 활발하게 하여 건강한 삶을 서포트 하는 개념**으로 인식해도 좋다. 성장호르몬은 의외로 50대 중반까지 분비된다. 성장기가 끝난 성인들은 이 성장호르몬을 우리 몸을 건강하게 유지하는 데 사용하기 때문이다. <6. 녹용, 먹어보기 - 효능의 성장호르몬 편>에서 자세히 알아보도록 하자.

1) "Detection of human insulin-like growth factor-1 in deer antler velvet supplements", Holly D, Cox Daniel Eichner, https://doi.org/10.1002/rcm.6678, 2013.
2) "Deer Velvet Technical Manual Version 6.3(2001-2009)", Deer Industry New Zealand.
3) "Deer-The ultimate medicinal animal (antler and deer parts in medicine)", Kong YC, But PPH, Royal Soc N Zeal 1985; 22:311-324.Accessed March 26, 2002.
4) "Insulin-like growth factor 1 (IGF-1) antler stimulating hormone?", Suttie JM, et al, Endocrinology 1985; 116:846-848, 1985.

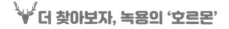

더 찾아보자, 녹용의 '호르몬'
- '테스토스테론', '에스트라디올', '프로스타글란딘'

바로 앞에서 알아본 인슐린유사 성장인자는 성장호르몬이다. 여기서 다시 한 번 녹용이 어떻게 자라나는지를 떠올려보자. 수컷 사슴의 머리를 뚫고 봄부터 여름까지 중력을 거슬러 위로 자란다. 그냥 위로 자라나는 것이 아니다. 녹용 내부에는 신경과 혈관까지 있어 끝의 끝까지 혈액과 영양 성분을 운반하고 있다. 호르몬의 영향이라는 느낌이 강하게 오지 않는가?

사실 녹용에는 성장호르몬 이외에도 다양한 호르몬이 있다.

테스토스테론

그 중 첫 번째로 남성호르몬인 **'테스토스테론(Testosterone)'**에 대해 정리해 보자. 테스토스테론은 정소에서 분비되는 남성의 대표적인 성호르몬이다. **근육과 피부, 뼈의 성장을 돕고 생식 기관의 발육, 정자 생성, 성욕 증진, 지구력 향상, 전립선의 성장을 조절하는 프로스타글란딘(Prostaglandin)의 생성을 조절**한다. 남녀 모두에게 필요한 호르몬이라, 여성의 부신피질과 난소에서도 분비된다. 분비되는 양은 남성의 1/10 정도로 알려져 있다.

이른 여름까지 사슴의 테스토스테론은 적정 상태를 유지하며 성장호르몬의 작용으로 급속한 녹용의 성장을 이룬다. 본격적인 여름이 시작되면서 점차 테스토스테론의 농도가 높아지며, 추분이 되면 뇌하수체에서 성장호르몬의 분비가 감소해 성장을 멈추게 되고 벨벳의 탈피와 녹각화가 이루어진다. 이때 테스토스테론의 농도는 최고조에 이르게 되어 사슴은 발정기를 맞게 된다. 물론 60일경에 녹용을 절각하면, 녹각화가 될 시점의 테스토스테론 수치보다는 적은 양을 얻을 수밖에 없다.

뒤에서 자세히 알아보겠지만, 녹용은 한의학 임상에서 대표로 치는 남성 성기능 강화에 좋은 약재이다. 남성들의 비뇨 생식기, 전립선 질환에 사용해 소변 줄기의 강화 및 발기력의 유지에 큰 효과가 있다. 성인남성의 1일 평균 테스토스테론 분비량은 6mg 정도이고, 10g의 녹용에 함유된 테스토스테론은 3.4mg 정도이다.

에스트라디올

두 번째 호르몬은 여성호르몬인 에스트로겐의 활성 형태인 '**에스트라디올(Estradiol)**'이다. 스테로이드 계열의 여포 호르몬 중 하나로, 새로운 단백질의 합성을 촉진하고, 세포의 증식을 일으킨다. 에스트로겐 호르몬의 대표적인 화합물로 여성호르몬의 기능 및 생리 활성을 돕는다. **난소와 자궁의 발육부전을 비롯해 갱년기 장애, 생리불순, 무월경, 월경과다, 불임, 노인성 질염 등을 치료하는 등 의약품으로 시판되는 여성호르몬의 주요 성분**이다. 녹용의 분골 부위에서 주로 얻을 수 있다.

프로스타글란딘

마지막 호르몬은 '**프로스타글란딘(Prostaglandin)**'이다. 프로스타글란딘은 우리 몸의 장기에 분포하는 지질의 한 종류이자 강력한 생리활성 호르몬으로 혈관 수축과 확장, 척추신경의 신호 감지, 분만 유도, 안구의 압력 감소, 염증반응 조절 등의 기능을 한다. 흔히 **염증과 통증을 제어하는 호르몬**으로 잘 알려져 있다. 녹용이 여성들에게 좋다고 하는 이유 중 하나가 적혈구와 헤모글로빈을 생성하는데 관여하기 때문인데, 녹용 속 녹혈의 철분 보충 이외에도 프로스타글란딘이 자궁 기능을 강화하기 때문이다. 만성 빈혈 환자들은 물론, 특히 부인들의 생리와 출산으로 인한 체력 소모, 수술 후에 복용하면 아주 좋다.

1) "Testosterone and estradiol concentrations in serum, velvet skin, and growing antler bone of male white-tailed deer", George A Bubenik 1, Karl V Miller, Andrea L Lister, David A Osborn, Ludek Bartos, Glen J van der Kraak, 2005.
2) "Seasonal changes in fecal testosterone concentrations and their relationship to the reproductive behavior, antler cycle and grouping patterns in free-ranging male Pampas deer (Ozotoceros bezoarticus bezoarticus)", Pereira RJ, Duarte JM, Negrão JA, 2016.
3) "Prostaglandins and inflammation", Ricciotti. E, FizGerald G. A, Arterioscler Thromb Vasc Biol 31, 986-1000, 2011.

🦌 관절과 뼈, 피부를 위한 선택
– '글루코사민', '글리코사미노글리칸', '콘드로이틴 황산', '프로테오글리칸'

글루코사민, 글리코사미노글리칸, 콘드로이틴 황산, 프로테오글리칸... 어디서 많이 들어보긴 했는데, 어떤 효능이 있는 성분인지, 상호 무슨 관계인지에 대해 간단히 짚고 넘어가 보자.

우선 글리칸(Glycan)은 탄수화물이나 당이 사슬구조로 단백질과 지질 등에 결합해서 이어진 형태를 말하는 총칭이다. 세포벽의 요소가 되거나, 피부를 지탱하는 조직의 중요한 요소이다. 글리칸 성분이 풍부하면 피부에 생기와 활력이 생긴다. 피부는 물론 관절과 연골 건강에도 지대한 영향을 미친다.

글루코사민

우리가 한 번쯤 들어 본 글루코사민(Glucosamine)은 한국 식품의약품안전처에서 **관절 및 연골 건강**에 도움이 된다고 건강기능식품 기능성 원료 인증을 받은 성분이다. 연골을 구성하는 주 성분으로, 사람의 혈액이나 점액 속에 단백질과 결합한 형태로 존재한다. 우리 몸에서는 자연스럽게 합성되기도 하지만 새우, 랍스터, 게 등 갑각류에 많이 포함된 키틴과 키토산이라는 성분에서도 얻을 수 있다. 물론 녹용에도 글루코사민 성분이 많이 함유되어 있다.

물론 글루코사민의 관절염 치료 효과의 정도에 따라서는 아직 의견이 분분하다. 미국인들은 매년 9,301억 원 상당의 글루코사민 보충제를 이용하고 있고, 처방전 필요 없이 구매할 수 있다. 그러나 유럽에서는 처방전이 필요한 성분이다. 퇴행성 관절염, 뇌졸중, 다발성 경화증에 글루코사민이 어떤 효능을 보이는지에 대한 연구가 지속되고 있다.

이 글루코사민은 글리코사미노글리칸의 전구체이다. 전구체란 물질 대사나 반응에서 특정 물질이 되기 전 상태를 말한다. 즉, **글루코사민이 대사반응을 통해 글리코사미노글리칸이 되는 것**이다.

글리코사미노글리칸

글리코사미노글리칸(Glycosaminoglycan)의 구 명칭은 뮤코다당이었다. **무릎 등 연골의 윤활제 역할을 하며, 충격을 완화할 수 있도록 돕는 역할**을 한다. 글리코사미노글리칸에는 헤파린/헤파린 황산, 콘드로이틴 황산, 더마탄 황산, 케라탄 황산, 히알루론산이 있는데, 분자 크기나 황산화(Sulfate)의 유무에 따라 다양한 형태로 존재하거나 역동적으로 변화한다. **60일경의 녹용에는 글리코사미노글리칸 함량이 최대로 증가**한다. 녹용이 관절, 연골에 좋다고 말할 수 있는 건 바로 이 글리코사미노글리칸 덕분이다.

글리코사미노글리칸은 우리 몸에서는 콜라겐 섬유나 탄력 섬유 사이의 빈 공간을 채워주는 역할을 하며 피부를 구성하는 필수적인 성분이다.

주위에 존재하는 각종 단백질의 변화나 주변 세포의 변화를 인지하여 세포에 변화를 알려주는 신호를 전달하며 세포들의 성장, 분화 및 기능에 영향을 준다. 글리코사미노글리칸이 부족하면 관절염, 연골 통증, 피부 탄력 저하와 수분 손실 등의 악영향이 나타난다.

콘드로이틴 황산

글리코사미노글리칸 중 황산화 된 형태가 콘드로이틴 황산(Chondroitin Sulfate)이다. 우리 몸에는 **연골에 20~40%, 피부, 탯줄 등에 분포하는 다당의 일종**이다. 식용 달팽이, 장어, 상어연골 등에서도 얻을 수 있으며 콜라겐과 함께 신경세포 재생 등 **세포 간 매트릭스의 역할**을 한다. 이 콘드로이틴 황산이 연골세포를 자극하고, 콜라겐과 프로테오글리칸을 생성하여 연골의 파괴를 막고 재생에 도움을 주는 것이다. 그래서 관절염에 효능이 있다. 녹용의 콘드로이틴 황산은 글리코사미노글리칸의 80% 이상을 차지하고 있다.

프로테오글리칸

프로테오글리칸(Proteoglycan)은 단백질에 글리코사미노글리칸이 결합한 산성 점액성 다당류이다. 우리 몸 내부에서 콘드로이틴 황산 등이 이 프로테오글리칸의 형태로 존재한다. 뼈에 있는 유기 성분 중 약 15% 정도를 차지하며, 뼈와 연골, 상아질, 피부, 인대에 존재하고 있다. **조직의 섬유와 세포 성분을 보호하며, 조직 표면에 가해지는 압박을 견디도록 탄성을 유지**하고 있다. 녹용의 프로테오글리칸 역시 관절의

탄력은 물론 면역계의 항보체를 활성화 할 수 있도록 도와주는 효능을
가지고 있다.

1) "콘드로이친황산 함량이 증가된 녹용 가수분해발효물, 그 제조방법, 및 이를 포함하는 식품", 조정은, 이성권, 선기환, 정인래, 고종호, 대한민국 공개특허 제10-2005-0090041호 (KR102033501B1).
2) "Health benefits of deer and elk velvet antler supplements: a systematic review of randomised controlled studies", Gilbey A, Perezgonzalez JD, N. Z. Med. J. 125 (1367): 80-6. PMID 23321886, 2012.
3) "Deer Velvet Technical Manual Version 6.3(2001-2009)", Deer Industry New Zealand.
4) "Essentials of Glycobiology, 2nd edition", Ajit Varki et. al, Cold Spring Harbor (NY): Cold Spring Harbor Laboratory Press, 2009.
5) "Textbook of Medical Biochemistry (4th Ed.)", Puri D, Elsevier, 2018.
6) "Risk assessment for glucosamine and chondroitin sulfate", Hathcock J et al, Regulatory Toxicology and Pharmacology 47:78-83, 2006.

🦌 녹용에는 20종에 가까운 '아미노산'이 있다

아미노산(Amino Acid)은 **몸을 구성하는 단백질의 기본 단위로 뼈와 근육을 생성하는 재료가 될 뿐 아니라 몸의 기능을 원활하게** 한다. 근육을 키우려는 사람들이나 운동 선수들이 운동 전에 아미노산을 먹는 데는 다 이유가 있다. 근력 증강, 지구력 향상, 근육 피로 예방 및 빠른 회복에 즉각적인 도움이 되기 때문이다.

아미노산이 부족하면 운동량에 비해 빨리 피로감을 느끼며, 집중력이 저하되고, 우울감이나 무기력한 증상이 나타날 수 있으며 결국 면역력 저하로 이어진다. 근손실이 걱정되는 노년층, 평소 단백질 섭취가 부족한 사람, 상처와 질병 이후 회복기에 있는 사람들은 아미노산을 보충해 주면 좋다. 콜라겐의 원료이기도 한 아미노산은 피부의 신진대사를 돕고, 노화와 잡티 방지, 탄력에도 좋다. 탄수화물과 지방은 몸속에서 만들어낼 수 있지만, 아미노산은 그렇지 않다. '필수 아미노산'을 닭고기(닭가슴살), 연어, 귀리, 흑염소 등 음식으로 섭취하는 것이 좋다. 시중에 다양한 형태의 영양제와 단백질 보충제도 나와있다.

녹용에는 20종에 가까운 아미노산이 들어있다. 특히 그 중에서도 성장에 도움을 주고, 수면의 질을 높여주는 동물성 단백질인 글리신(Glycine) 비율이 특히 높다. 서구권의 녹용 함유 영양제는 '단백질 보충'을 강조한 제품이 꾸준히 잘 팔린다. '피로회복', '지구력 향상'이 항상 함께 따라붙는다.

여기서 잠시, 육십분골 이야기를 더 해보자. 60일경 절각한 녹용에 영양 성분의 수치가 최대라는 이야기를 하면서 들어야 할 예시가 바로 아미노산의 함량 변화이다. 건국대학교 녹용연구센터의 녹용 아미노산 함량 비교에 대한 표를 보면, 녹용에 들어 있는 아미노산의 종류는 물론, 육십분골의 효능에 대한 확신도 강해질 것이다.

항목	80일 절각	60일 절각
아스팔트산	4.28	6.91
트레오닌	1.90	3.22
세린	2.15	3.39
글루탐산	6.67	10.45
글리신	9.04	11.74
알라닌	4.51	7.28
발린	2.43	4.18
이소루신	1.10	1.90
루신	3.41	6.11
타이로신	1.06	1.82
페닐알라닌	1.89	3.40
라이신	3.22	3.98
히스티딘	1.24	2.10
아르기닌	4.25	5.67
합계	48.14	72.44

1) "녹용의 성장 기간에 따른 아미노산, 지방산, 지질성분의 변화", 전병태, 문상호, 이상락, 김명화, 건국대학교 녹용연구센터, 2010.
2) 『녹용을 아십니까?』, 건국대학교 녹용연구센터, 2006.
3) "국내산 녹용의 부위별 식품학적 성분 분석", 이부용(한국식품개발연구원), 이옥환(한국식품개발연구원), 최현선(한국식품개발연구원), 한국식품과학회지, 2003.

🦌 녹용에 있는 '콜라겐'을 먹으면 어디에 좋은가?

콜라겐(Collagen)은 동물의 **뼈와 피부에 주로 존재하는 단백질이다. 뼈와 피부는 물론 혈관, 치아, 근육 등 모든 조직의 세포와 세포를 연결하는 접착제 역할을 하고, 기능을 활성화**한다. 특히 피부는 수분을 제외한 70%가 콜라겐이고, 뼈는 칼슘 외 90%가 콜라겐이다.

우리는 콜라겐을 주로 피부 건강과 탄력 유지, 혈관 건강, 관절 건강을 위해 먹거나 바른다. 콜라겐이 부족하면 **뼈** 건강에 필수적인 칼슘이나 인이 정착할 수 없다. 우리 몸은 20대 후반까지 콜라겐을 최대치로 생성할 수 있지만, 30대 이후부터는 수치가 서서히 감소한다.

여기서 문제는 콜라겐의 특성에 있다. 콜라겐은 일반 단백질보다 분자가 크기 때문에 우리 몸에 제대로 소화, 흡수되기가 어렵다. 그 단점을 보완한 것이 분자 크기를 작게 만들어 흡수를 도와주는 저분자 콜라겐이다. 히알루론산, 글루코사민 등과 함께 배합한 제품도 다수 출시되었다.

콜라겐은 12종류 이상이 연관된 단백질이다. 우리는 주로 1형부터 5형까지를 알고 있다. 1형은 피부, 힘줄, 근육, 뼈, 장기에 존재하는 콜라겐이고, 3형은 망상조직, 4형은 세포막, 5형은 세포 표면과 머리카락에 존재한다. 녹용에 들어 있는 콜라겐, 특히 분골에서 얻을 수 있는 콜라겐은 **2형 콜라겐(Type 2 Collagen)**이 대다수다. 사람의 연골에 존재하는 콜라겐이 2형 콜라겐이다. 녹용을 먹으면 연골과 관절에 좋은 콜라겐을 얻을 수 있는 것이다.

1) "Health benefits of deer and elk velvet antler supplements: a systematic review of randomised controlled studies", Gilbey A, Perezgonzalez JD, N. Z. Med. J. 125 (1367): 80-6. PMID 23321886, 2012.
2) "Deer Velvet Technical Manual Version 6.3(2001-2009)", Deer Industry New Zealand.

🦌 흔하다고 우습게 보지 말자, '칼슘'

보통 우리는 칼슘이라고 하면 뼈와 치아를 건강하게 한다고 알고 있다. 그 이외에도 혈액에 존재하는 칼슘은 심장 박동, 혈관의 수축과 이완, 신경 자격 전달 등에도 관여한다. 혈액 중에 칼슘이 부족해지면 뼈에 있는 칼슘을 끌어 쓰기 때문에, 뼈 건강을 위해서는 칼슘이 필수적이다. 한국인에게 **부족하기 쉬운 영양소 1위가 칼슘**이다. 청소년기의 골격 성장, 여성 갱년기의 골다공증, 노년층의 골질량 손실 등에는 칼슘을 꼭 챙겨 먹는 것이 좋다.

우유, 치즈, 요구르트 등 유제품은 칼슘 함량이 높을 뿐 아니라 체내 이용률이 좋아서 쉽게 보충할 수 있는 고마운 식품이다. 시금치 같은 녹색 채소에도 칼슘은 많이 들어 있지만, 칼슘의 흡수를 방해하는 수산의 함량도 높기 때문에 우리는 결국 칼슘 보충제를 선택하곤 한다.

녹용에 함유된 다양한 무기질 중 큰 비중을 차지하는 것이 칼슘이다. 그 외에 인, 마그네슘, 철, 칼륨, 나트륨, 망간, 구리, 셀레늄이 그 뒤를 잇는다.

녹용과 골다공증에 관한 연구 중 뼈에 있는 칼슘과 인을 녹여 혈액으로 유출시키는 파골세포의 분화를 억제하는 성분에 관한 내용이 있다. 녹용에서는 하부(중대와 하대)에 칼슘 함량이 높다고 밝혀졌다.

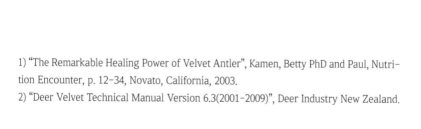

1) "The Remarkable Healing Power of Velvet Antler", Kamen, Betty PhD and Paul, Nutrition Encounter, p. 12-34, Novato, California, 2003.
2) "Deer Velvet Technical Manual Version 6.3(2001-2009)", Deer Industry New Zealand.

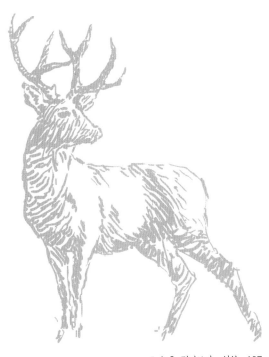

지질(Lipid)

아미노산

칼슘

강글리오사이드

녹용의 대표성분

: 면역, 뇌 건강, 조혈, 항염

판토크린

**분골에서 나오는
녹용의 정수(精髓)**

: 활력, 노화방지, 신경세포 복원

레시틴

**피를 맑게 하는
똑똑한 인지질**

: 콜레스테롤 개선, 두뇌활동 활발

무기질

콜라겐

글루코사민
콘드로이틴 황산
글리코사미노글리칸

호르몬

인슐린유사 성장인자
테스토스테론
에스트라디올
프로스타글란딘

6

녹용, 먹어보기 – 효능

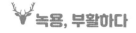
녹용, 부활하다

전통 원료의 과학적인 효능 분석은 어디까지 가능한 것일까? 한의사로 30년 임상 경험을 이어온 오늘날까지 한 순간도 놓지 않은 필자의 고민이기도 하다. 서양 의학을 기반으로 한 현대 의학과는 달리, 전통 원료와 처방 한약에 대한 연구와 데이터는 상대적으로 많이 부족한 것이 사실이다. 물론 전통 원료를 과학적으로 해석하고 임상을 통해 효능을 입증하는 움직임은 점차 가속화되고 있다. 홍삼이 대표주자였다.

녹용도 예외가 되어서는 안된다. 임상과 경험에 현대 과학의 힘을 싣지 않으면 미래로 나아갈 수 없다. 과학적 분석과 연구는 필수이다. 필자는 고전 문헌에 기록된 녹용의 효능들은 현대 과학으로 충분히 증명할 수 있는 의제라 믿는다. 선조들이 임상으로 밝힌 녹용 효능과 현대 국내외 연구팀이 입증한 연결고리를 잘 이어 녹용의 화려한 부활을 기대하고 있다.

실제 진행된 녹용의 약리 연구들은 성장 촉진, 조혈 작용, 단백질 합성 촉진, 혈중콜레스테롤 저하, 면역 활성 증가, 항노화, 소화 기능 촉진, 신장 기능 촉진, 심혈관 질환 개선, 체력 보강 등 너무도 다양한 녹용의 효능에 집중한다. 이에 현대 과학의 힘이 더해지고 있는 만큼, 녹용의 활용 영역은 다각화될 수 있을 것이라 본다. 어쩌면 필자의 꿈이자 관련 업계가 오래도록 바라온 녹용의 기능성 인증도 기대해 볼 수 있겠다. 녹용에 새로운 생명력을 불어넣기 위해 고된 연구를 진행해온 국내외 학자들에게 심심한 감사의 마음을 전하며, 본격적으로 효능에 대한 이야기를 해 보고자 한다.

다섯가지
녹용의 효능

강근골(強筋骨)

근육과 뼈를
강하게 한다

보기혈(補氣血)

기와 혈을
보충한다

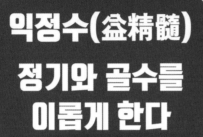

익정수(益精髓)

정기와 골수를
이롭게 한다

장원양(壯元陽)

원기와 양기를
튼튼하게 한다

안정신(安精神)

정신을
안정시킨다

🦌 한의학에서 녹용, 심플하지만 심오한 임상 이야기

　예로부터 녹용은 기력을 회복하고, 간 기능을 개선하고, 급격한 정력 감퇴, 근육 무기력과 탄력저하, 골격의 약화 증상을 개선하며, 정신력을 강하게 해주며, 머리를 맑게 하며, 뇌 세포 활성을 도와 지능 발달에도 효과가 있다고 하였다. 또 저린 증상을 완화하고, 부러진 뼈를 잘 붙게 해주고, 허리와 척추의 통증에 효과가 있으며, 여성의 하혈을 그치고, 남성의 조루나 몽정을 치유할 수 있으며, 성욕을 증가시키며, 신체의 면역 기능을 높이는 것으로 전해져 왔다.

　그럼 더 심플하게 한의학적 관점으로 녹용의 효능을 다섯가지로 정리해 보자.

1. 강근골(强筋骨): 근육과 뼈를 강하게 한다
2. 보기혈(補氣血): 기와 혈을 보충한다
3. 익정수(益精髓): 정기와 골수를 이롭게 한다
4. 장원양(壯元陽): 원기와 양기를 튼튼하게 한다
5. 안정신(安精神): 정신을 안정시킨다

🦌 성장호르몬이라 쓰고 녹용이라 읽는다

보통 키는 유전적 요인이 가장 크다. 부인할 수 없는 냉정한 현실이다.

> **남자아이: (아빠 키 + 엄마 키 + 13)/2**
> **여자아이: (아빠 키 + 엄마 키 − 13)/2**

널리 알려진 유전적 키 계산법이다. 아빠 키가 178cm, 엄마 키가 162cm인 부모 사이에서 아들과 딸이 한 명씩 태어난다면 아들은 (178+162+13)/2=176.5cm, 딸은 (178+162−13)/2=163.5cm까지가 유전이 좌우할 수 있는 키가 된다는 계산법이다. 물론 오차는 존재한다.

우리는 다양한 환경적, 후천적 노력을 통해 유전적 요인을 보완할 수 있다는 사실을 잘 알고 있다. 그렇기 때문에 성장기 어린이와 청소년을 위해 성장에 좋다는 음식은 물론 영양제, 한약, 성장호르몬 주사, 운동, 수면클리닉 등 여러 가지 방법을 동원하여 부모보다 키가 큰 자녀로 키우기 위해 최선을 다한다. 적어도 위의 자녀들 중 아들은 아빠보다 큰 180 이상, 딸은 엄마보다 큰 165 이상은 되어야 뿌듯함과 자랑스러움이 배가 되지 않겠는가?

녹용은 과거부터 지금까지 '**성장**'이라는 키워드와 항상 함께한다. **강근골(強筋骨)**을 기억하는가? 진정한 성장에는 단단한 뼈와 적당한 근육이 뒷받침되어야 한다는 것이 기본 중의 기본이다. 뼈 사이에 있는 부드러운 연골조직인 성장판에서 정상적인 세포분열이 일어나야 튼튼한 뼈가 될 수 있으며, 뼈에 붙은 연골과 근육이 강화되고 유지되어야 건강한 성장이라고 할 수 있다.

우리가 '성장판이 열렸다', '성장판이 닫히기 전에 키가 커야 한다'로 말하는 성장판은 어깨, 손목, 손가락, 척추, 무릎, 골반, 대퇴골, 정강이뼈, 발목 등 뼈와 뼈 사이에 있는 연골판이다. 미세한 연골세포들이 여러 층을 이루며 활발하게 세포분열을 통해 성숙해지며 뼈 조직으로 바뀐다. 성장판이 열린다는 것은 사실 태어나서부터 시작되어 성장호르몬의 영향으로 빠르게 성장이 이루어지는 시기를 말하며, 성장판이 닫힌다는 것은 연골세포들이 더 이상 분열하지 않아 딱딱한 상태의 뼈로 존재하여 더 이상 성장이 이루어지지 않는 상태를 말하는 것이다.

한의학에서 건강하고 잘 자라는 어린 아이의 체질적 특성을 '**순양지체(純陽之體)**'라고 한다. 여기서 순양은 '순수한 양기'라는 뜻이다. 예로부터 녹용을 순양의 기질을 가진 약재라고 했다. 건강한 사람이 복용하면 더욱 강건해지고, 병약한 사람에게는 면역력을 증강시켜 근본적으로는 건강하게 살 수 있도록 힘을 보태어 주는 효과가 있다고 본 것이다.

〈본초강목〉

백교, 녹용, 녹각, 미각, 올눌제는 모두 음기를 보하고 정과 혈을 기르며,

간과 신을 보하고, 마른 것을 적시고 근육을 기르며, 위축되어 약해진 것을 치료한다.

白膠, 鹿茸, 鹿角, 麋角, 膃肭臍並强陰氣, 益精血, 補肝腎, 潤燥 養筋, 治痿弱.

쉽게 해석해 보면, '녹용은 따뜻한 기운을 북돋고, 호르몬과 혈액을 만들어 간과 신장을 보호하고, 수분을 축적해 근육을 키우며, 약해져 있는 몸을 바로잡아 건강에 이르게 한다'는 것이다. 녹용은 부족하기 쉬운 양기를 보충해 주고, 우리 몸의 근원이 되는 정수(精髓)와 혈액을 만들며, 명문(命門), 심포락(心包絡), 간, 신장의 역할을 돕기 때문에 기력 상승, 원기 보충에 효과가 있는 것이다.

그렇기 때문에, 후천적인 노력(영양보급, 운동, 적절한 수면 등) 역시 본격적인 성장기 사이에 베스트 타이밍을 찾는 것이 중요하다. 필자는 **양 방에 스테로이드가 있다면 한방에는 녹용이 있다**고 말하고 싶다. 녹용 에는 우리 몸의 기능을 유지하고, 성장에 필요한 여러가지 호르몬이 들어있기 때문이다. 많은 연구들을 통해 밝혀진 사실에 따르면 인슐린유사 성장인자, 상피세포 성장인자, 뼈 형성 단백질, 신경세포 성장인자, 혈소판유래 성장인자 등이 녹용에 들어있다.

앞장에서 녹용 성분에 대한 이야기를 할 때, 이름이 어려웠던 **인슐린 유사 성장인자(IGF-1)**를 소개한 바 있다. 신진대사를 높이고 뼈와 조직의 성장 발달에 관여하는 호르몬이다. 관련 연구자들은 물론, 뉴질랜드와 미국을 비롯한 건강식품 산업에서도 녹용에 함유된 성장인자의 역할과 효능에 가장 주목하고 있다.

녹용추출물을 이용한 인슐린유사 성장인자의 효능을 실험한 임상에서는 녹용추출물을 투여한 쪽에 칼슘, 마그네슘, 아연과 같은 무기질 함량 증가는 물론, 골격 성장, 면역 기능이 높아지는 결과를 보였다. 성장에 필요한 기본 요소들이 전반적으로 증가한 것이다. 우리 몸에서는 주로 간에서 분비되는 인슐린유사 성장인자는 유년기 초반부터 생성되며, 청소년기에 수치가 최고조에 이른다. 이 호르몬이 부족하게 되면 자연스럽게 성장 저하로 이어진다. 키는 물론 골격과 근육, 뼈 등 전반적인 측면에서 좋지 않은 영향을 끼친다.

그렇다면 키 성장이 멈춘 성인들은 성장호르몬의 영향과는 관계가 없지 않을까? 그렇지 않다. 우리 몸의 **성장호르몬은 50대까지 분비**된다. 단지 청소년기가 지나고 나면 성장에 관여하는 것이 아니라 골밀도, 근육 유지, 지방 수치 조절 등에 깊이 관여하게 된다.

키는 단순히 외형적인 요소가 아니라 개개인의 자신감, 자존감이자 사회적 경쟁력 중 하나가 되어버렸다. **유전적인 요인이야 어쩔 수 없는 부분이라고 할지라도, 후천적/환경적 요인들은 노력 여하와 관리에 따라 충분히 보완할 수 있다.**

1) "녹용 추출물이 성장기 흰 쥐의 혈중 IGF-I 농도, 골격성장 및 비장세포 증식능에 미치는 영향", 장수정, 전호남, 윤숭섭, 이임식, 이연숙, 한국영양학회, 2006.
2) "인슐린양 성장인자(Insulin-Like Growth Factors)와 영양", 이기형, 고려대학교 의과대학 소아과학교실, 제44권 제3호, 2001.
3) "IGF1 as predictor of all cause mortality and cardiovascular disease in an elderly population", European Journal of Endocrinology, 2009.
4) "녹용, 여성 골다공증 예방 치료에 효과 – 녹용 추출물 투여가 골다공증 유발 랫트(흰쥐)에 미치는 효과에 관한 연구", 김상우(축산기술연구소 종축개량부 중소가축과), 한국양록협회, 2000.
5) 『동의보감』, 한의학고전DB, https://www.mediclassics.kr/.

나이 들수록 서러운 것 중 하나가 뼈가 약해지고 관절이 시린 것이다. 뼈와 관절이 약해지면 아픈 것도 아픈 것이지만, 하고 싶은 일이나 운동도 제대로 할 수 없다. 뼈와 관절이 상하면 골다공증, 관절염, 허리 통증을 수반하고, 온 몸이 저리고 쑤시고 아프다. 심지어 근육도 줄어든다. 보통 40대 이후부터 매년 1%씩 근육량이 감소한다. 허벅지와 엉덩이 근육은 줄어들어 다리에 힘이 없어지는데 슬프게 뱃살은 나온다.

앞에서 알아봤던 녹용과 **강근골**(强筋骨), 뼈와 관절에서도 일맥상통하는 부분이 있다.

뼈와 치아

〈동의보감〉

녹용은 음(陰)을 잘 보한다. 뼈와 혈을 왕성하게 하고, 음경을 단단하게 하며, 골수를 강하게 한다. 뿔 끝이 마노(瑪瑙)나 홍옥(紅玉)같이 생긴 것이 가장 좋다.

鹿茸, 利補陰. 壯骨血, 堅陽道, 强骨髓. 端如瑪瑙, 紅玉者最善

〈본경속소〉

녹용은 악혈(惡血)이 뚝뚝 떨어지는 증상만 그치는 게 아니라 놀래서 학질처럼 한열(寒熱)이 발생하는 질환에도 익기(益氣) · 강지(强志)한다. 이빨은 뼈의 잔재며 뿔도 뼈 잔재다. 뿔을 만드는 힘이 곧 이빨을 만드는 힘이다.

斯不特漏下惡血可止, 卽驚癎寒熱中, 且能爲益其氣, 强其志矣. 齒爲骨之餘,
與角爲骨之餘, 則能生角者不能轉而生齒乎.

추주의 본경속소에서 녹용은 "나쁜 피가 흐르는 것을 그치게 하고, 한기(寒氣)와 열기(熱氣)가 번갈아 일어나는 질환에 기를 더하며, 이빨을 자라게 한다"고 한다.

그런데 여기서 녹용이 이빨을 '자라게' 한다는 점이 흥미롭다. 사슴이 뿔을 생성하고 위로 쑥쑥 자라게 하는 그 강력한 힘이 사람의 이빨도 만들 수 있다고 보았다. 과학적으로도 뼈와 치아의 주요 성분은 같다. 바로 인(Phosphorus)이다.

〈동의보감〉

치아는 뼈의 여분으로 주로 신장이 길러준다. 치아는 호흡의 문이다.

齒者, 骨之餘, 腎主營養, 呼吸之門戶也.

치아는 뼈가 끝나는 곳으로 골수가 길러주는데, 실제로 신이 주관한다. 그래서 경(經)에, "신(腎)이 쇠하면 치아 사이가 벌어지고, 정(精)이 왕성하면 치아가 든든해지며, 허열이 있으면 치아가 흔들린다"고 하였다.

齒者, 骨之所終, 髓之所養, 腎實主之. 故經云, 腎衰則齒豁, 精盛則齒堅,
虛熱則齒動.

골다공증

골다공증(骨多孔症)은 말 그대로 '뼈에 구멍이 많은 증상'이다.

고령화 시대에 접어들면서 골다공증 환자 수는 지속적 증가세를 보인다. 40대에는 100명에 2명 꼴이었던 환자가 50대가 되면 16명까지 늘어난다. 무려 8배에 달한다. 50대 여성 15%, 60대 40%, 70대 70%가 골다공증으로 고통받는다. 비단 여성만의 문제는 아니다. 60대 이상 남성 발병률도 꾸준한 증가 추세이다.

나이가 들수록 골밀도는 감소하고, 뼈 강도는 약해지는 골다공증은 대표적인 노화현상이다. 한 번 시작되면 걷잡을 수 없이 빠르게 진행된다. 그래서 답은 '치료보다 예방'이다. 꾸준한 운동, 금주, 금연, 균형 잡힌 식사와 같은 기본적인 습관들은 골다공증을 막는 필수 조건이다. 충분한 칼슘과 비타민D를 섭취하는 것도 골다공증 위험도를 낮출 수 있다.

특히 갱년기 여성들은 골다공증에 가장 취약하다. 여성호르몬 '에스트로겐'과 밀접한 관련이 있기 때문이다. 에스트로겐은 난소에서 분비되는 호르몬으로, 비타민D와 칼슘 흡수를 돕고, 칼슘이 혈액 내로 유출되는 것을 방지한다. 갱년기가 되면 난소에서 분비되는 에스트로겐이 급격히 줄어든다.

녹용은 골다공증 예방은 물론, 치료에도 상당한 효과가 있다. '녹용과 골다공증의 치료 효과'를 입증하는 많은 논문들이 이 사실을 뒷받침한다. 특히 관련 연구들은 **녹용추출물이 여성호르몬 감소를 억제하고, 칼슘 유출을 막는 것에 집중하고 있다.**

녹용에 들어 있는 다양한 유효 성분인 **판토크린, 아미노산, 칼슘**의 효능도 다시 한 번 짚고 넘어가자.

판토크린은 신경과 근육의 기능을 개선하고 골밀도를 촘촘하게 하며, 뼈를 튼튼하게 만든다. **아미노산**은 뼈, 근육을 생성하는 재료로, 성장호르몬과 뼈의 생성에 직접 관여하며 칼슘 흡수를 촉진하고 골다공증을 예방한다. **칼슘**은 무엇보다 농도를 유지하는 것이 중요하다. 칼슘이 부족할 경우, 우리 몸은 뼈에 있는 칼슘을 녹여 사용하게 된다.

관절염

인도 연구진들은 녹용의 글루코사민, 콘드로이틴, 콜라겐 등이 관절염과 힘줄 염증에 유익하다는 실험 결과를 냈으며, 건국대학교 녹용연구센터에서는 녹용과 식이유황(MSM, Methyl Sulfonyl Methane)을 혼합해 관절 개선과 운동성을 크게 향상시킬 수 있다는 결론을 내렸다.

녹용의 주요 성분으로 꼽히는 글루코사민 역시, 관절 및 연골 건강에 도움이 된다. 특히 연골이 닳아 통증이 생기는 퇴행성관절염의 경우 글루코사민을 통해 통증 완화를 기대할 수 있다. 또, 연골 조직을 구성하는 녹용의 글리코사미노글리칸 역시 연골 재생에 좋다.

녹용은 전반적으로 뼈와 관절 건강에 효능을 보이지만, 그렇다고 녹용만 먹으면 완벽한 치료와 예방이 된다는 것은 아니다. 가장 중요한 것은 살아가면서 필요한 기본적인 것들에 대한 지속적인 체크와 노력이다. 적절한 운동과 식습관, 부족할 수 있는 것에 대한 보충, 방심하지 않는 꾸준한 검진, 전문의와의 소통과 처방은 기본이고, 그와 함께 녹용을 즐기자. 이것만 먹으면! 이것만 하면! 이라는 만능을 기대하는 것은 위험하다.

1) "녹용, 여성 골다공증 예방 치료에 효과 – 녹용 추출물 투여가 골다공증 유발 랫트(흰쥐)에 미치는 효과에 관한 연구", 김상우(축산기술연구소 종축개량부 중소가축과), 한국양록협회, 2000.
2) "Deer Antlers–Traditional use and future perspectives", Pravin S Kawtikwar Durgacharan A Bhagwat, Dinesh M Sakarkar, Indian Journal of Traditional Knowledge, 2010.
3) "골관절염에서 녹용 및 식이유황의 치료적 효과(Therapeutic Effect of Velvet Antler and Methyl Sulfonyl Methane(MSM) on Osteoarthritis)", 전병태, 김종문, 이치호, 2016.
4) "자하거약침과 녹용약침이 관절연골세포의 자가고사 및 MIA로 유발된 흰쥐의 퇴행성 관절염에 미치는 영향", 김세진, 동신대학교 대학원 박사학위논문, 2008.
5) "녹용물 추출물의 파골세포 분화 억제효과", 곽한복, 김주호, 김동주, 권영미, 오재민, 김윤경, 동의생리병리학회지 제22권 4호, 2008년.
6) 『동의보감』, 한의학고전DB, https://www.mediclassics.kr/.

🦌 안티에이징, 이젠 녹용이다

노화에 대항한다, 즉 안티에이징. 늙고 싶지 않은 것은 누구나 마찬가지다. 현대적인 이슈가 아니다. 옛 사람들도 오래 사는 것에 대한 갈망과 늙지 않는 것에 대한 염원은 마찬가지였다.

동의보감 잡병 편 익수고진단(益壽固眞丹) 처방에 이런 이야기가 나온다.

> 정을 채우고 혈을 보하며, 기를 더하고 신(神)을 기르며, 노인을 젊어지게 하고 수명을 연장시키니 중년 이후에 늘 먹는 것이 가장 좋다.
>
> 塡精補血, 益氣養神, 返老還童, 延年益壽, 中年以後, 最宜常服.

익수고진단은 중년 이후에 수명을 더하는 처방이다. 구기자, 토사자, 오미자, 산수유, 하수오, 당귀 등 약 30가지가 넘는 약재가 쓰이는데, 녹용을 발견할 수 있다.

한의학적인 관점에서 안티에이징은 '정을 채우고, 혈을 보하며, 기를 더하고, 신을 길러 주는 것'이 핵심이다. **익정수(益精髓)**와도 이어지는 이야기이다. 정은 호르몬이다. 체내 호르몬이 건강하게 분비하고 원활히 움직여야 우리 몸의 각 기관은 서로 조화를 이루며 효과적으로 기능을 한다. 녹용은 이 모든 조건을 서포트 할 수 있는 능력을 가졌다.

우선 녹용에 함유된 **판토크린과 레시틴**이 안티에이징을 돕는다. 분골에서 얻을 수 있는 판토크린은 신경세포의 복원에 따른 노화 방지에 효능이 있다. 레시틴은 두뇌를 맑게 하고 혈액을 깨끗하게 한다.

녹용이 항산화 활성을 통해 활성산소를 억제한다는 녹용추출물의 생리 활성 효과에 대한 논문을 보면, 안티에이징과의 연관성을 찾을 수 있다. 활성산소는 우리가 호흡한 산소가 에너지를 만들고 남은 찌꺼기이다. 적정 수준의 활성산소는 세균과 이물질로부터 몸을 보호하는 방어막 역할을 하지만, 적정 수준 이상의 활성산소는 체내 세포는 물론 면역 세포까지 공격한다. 손상된 세포와 조직은 결국 노화를 일으키거나 유전자를 변형시키며, 각종 질병을 유발하게 된다.

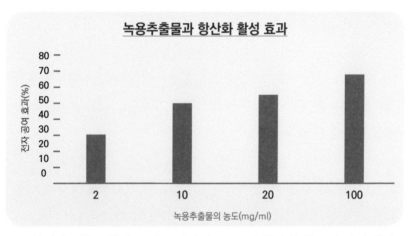

활성산소를 포함하고 있는 시약인 DPPH가 항산화 물질에 의해 활성산소가 제거되면 색이 변하는 것을 이용하여 활성산소가 제거되는 정도를 측정하는 실험에서 녹용추출물은 고농도일수록 더 많은 활성산소를

제거할 수 있었다. 녹용을 단독으로 이용한 추출물로 시행한 실험이기에, **녹용이 항산화 활성에 효과를 보인다는 것**을 알 수 있다.

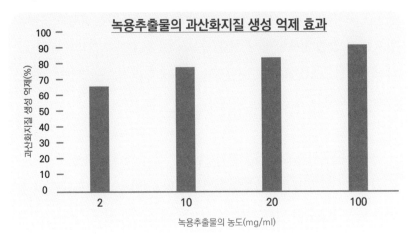

같은 실험에서 녹용추출물이 과산화지질 생성을 억제하는지도 알 수 있다. 과산화지질은 불포화지방산이 산소를 흡수하여 산화되어 생기는데, 노화의 주범이 되는 물질이기도 하다. 실험에 따르면 농도 100의 녹용추출물은 과산화지질의 생성을 90% 이상 억제할 수 있었다.

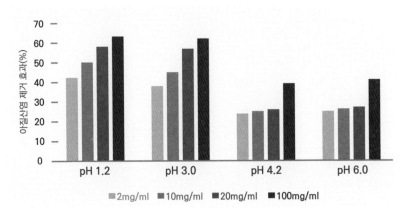

아질산염은 햄과 소시지, 베이컨 같은 가공육 색을 붉게 만드는 발색제로 주로 가공식품 첨가제로 쓰인다. 문제는 몸 안에 흡수된 아질산염은 니트로사민이라는 발암 물질을 생성한다. 염증, 종양, 유전자 손상을 일으킬 수 있는 강력한 발암 물질 중 하나이다. 세계보건기구(WHO)산하 국제암연구소(IARC)도 "매일 50 g의 가공육을 먹으면 직장암 위험이 18%로 높아진다"고 경고한 바 있다.

녹용추출물이 아질산염을 제거한다는 것을 증명하기 위해 수소 이온 농도(pH)가 다른 녹용추출물을 가지고 실험을 했다. pH농도가 낮고 용량이 많은 추출물이 더 효과적으로 아질산염을 제거할 수 있다는 것을 볼 수 있다. 영지버섯, 표고버섯, 능이버섯 추출물의 항산화성 연구에서도 pH농도가 낮을수록 아질산염을 더 잘 제거할 수 있었는데, 녹용에서도 마찬가지이다.

1) "In vitro에 의한 녹용 추출물의 생리 활성 효과", 이경애, 정혜영, 한식식품연구원, 2007.
2) "녹용의 화학적 성분과 생리활성", 박표잠, 전유진, 문상호, 전병태, 2005.
3) "녹용 약침액의 주름 개선 효과에 관한 연구", 이주희, 이경민, 정태영, 김재수, 이성철, 대구침구의학회지, 2010.
4) 『동의보감』, 한의학고전DB, https://www.mediclassics.kr/.

🦌 머리는 시원하게, 아랫배는 따뜻하게

필자가 항상 강조하는 것이 있다. 머리는 시원하게 '두한(頭汗)', 배는 따뜻하게 '복온(腹溫)', 거기다 발까지 따뜻한 '족열(足熱)'. 건강함의 척도가 된다. 그런데 생각보다 머리에 열이 몰리고 배는 차가운 여성들이 많다. 복통, 소화불량, 스트레스, 생리통 등을 호소하는 여성들에게서 쉽게 볼 수 있는 현상이다. 특히나 아랫배가 찬 여성들은 손과 발도 함께 찬 경우가 많은데, 생리불순, 생리통 등이 심한 경우가 많다.

예로부터 녹용은 여성들의 자궁 건강을 위해 처방하는 경우가 많았다. 그 효능에 대해 고전에서 내용을 살펴보자.

부인대전양방(婦人大全良方)은 중국 송나라 때(1237년) 진자명(陳子明)이 저술한 산부인과 전문 의서이다. 총 24권으로 8문, 226론, 1118방, 48례로 구성되어 있다. 부인의 치료 방법으로 "산전에는 먼저 안태(安胎)하고 산후에는 먼저 보익(補益)한다."라는 구절이 있다.

〈부인대전양방〉

월경량이 많으며 색이 검고, 심한 경우 대량으로 하혈하며 헉헉거리며 숨이 차고 제복부의 냉(冷)이 아주 심하면 땀이 비 오듯하고 척맥이 작게 된다. 이것은 충임맥이 허쇠하여 풍냉이 배 속으로 침범하여 기가 견고하지 못한 것으로 인한다. 관원에 뜸을 백장 뜰 수 있다. 배꼽 바로 아래 3촌 부위에 있다. 녹용원(鹿茸圓)을 사용하면 좋다.

治經候過多, 其色瘀黑, 甚者崩下, 吸吸少氣, 臍腹冷極則汗出如雨, 尺脈微小.
由衝任虛衰, 爲風冷客乘腹中, 氣不能固. 可灸關元百壯. 在臍下正中三寸.
宜鹿茸圓.

　　동의보감과 본초강목에서도 흰 분비물이 나오는 냉대하, 하혈처럼
분비물이 나오는 적백대하, 월경과다를 의미하는 붕루의 증상에 녹용
을 처방하곤 했다.

〈동의보감〉

충임맥이 허하고 차서 대하가 순백색인 것을 치료한다. 녹용(불에 그을려
털을 제거한 후 식초에 쪄서 불에 쬐어 말린 것) 2냥, 백렴·금모구척 각 1
냥. 이 약들을 가루내어 쑥을 달여서 식초를 넣은 물에 찹쌀을 섞어서 쑨 풀
로 반죽하여 오자대로 환을 만든다. 따뜻한 술로 50~70알씩 빈속에 먹는다.

治衝任虛寒, 帶下純白. 鹿茸(燎去毛醋蒸焙) 二兩, 白斂·金毛狗脊 各一兩. 右
爲末, 艾煎醋湯打糯米糊, 和丸梧子大, 空心, 溫酒下五七十丸.

녹용은 성질이 따뜻하고 맛은 달고 시며 쓰고 맵다고도 한다 독이 없다.
허로로 야위는 것과 사지·허리·등뼈가 쑤시고 아픈 것을 치료한다.
남자의 신(腎)이 허하고 찬 것과 다리와 무릎에 힘이 없는 것을 보하고,
꿈에 귀신과 교접하여 정이 새는 것, 여자의 붕루 및 적백대하를 치료하
며, 태를 든든하게 한다.

性溫, 味甘酸一云苦辛, 無毒. 療虛勞羸瘦, 四肢腰脊痠疼. 補男子腎虛冷, 脚膝
無力, 夜夢鬼交泄精, 女人崩中漏血, 及赤白帶下, 能安胎.

〈본초강목〉

녹용은 붕루와 적백대하를 치료한다. 구워서 가루내어 술로 1돈씩 먹거나, 환으로 먹는다.

治崩漏, 赤白帶下. 灸爲末, 酒服一錢, 或丸服之.

〈동의보감〉-온신환

이것을 복용하면 자식이 생긴다. 산수유, 숙지황 각 3냥, 파극 2냥, 토사자, 당귀, 녹용, 익지인, 두충, 생건지황, 복신, 산약. 원지, 속단. 사상자 각 1냥. 이 약들을 가루내고 꿀로 반죽하여 오자대로 환을 만든다. 따뜻한 술로 50-70알씩 빈속에 먹는다. 정(精)이 든든하지 않을 때는 녹용을 2배로 하고 용골·모려를 넣는다.

服之有子. 山茱萸 · 熟地黃 各三兩, 巴戟 二兩, 兎絲子 · 當歸 · 鹿茸 · 益智 · 杜沖 · 生乾地黃 · 茯神 · 山藥 · 遠志 · 續斷 · 蛇床子 各一兩. 右爲末, 蜜丸梧子大, 空心, 溫酒下五七十丸. 精不固, 倍鹿茸, 加龍骨 · 牡蠣.

온신환은 녹용을 포함한 15가지 한약재가 들어가는데, 허준은 "정(精)이 든든하지 않을 때는 녹용을 2배로 하라"고 했다.

생리가 일주일 이상 계속되거나, 한 주기에 80mL 이상 배출될 경우를 생리과다 또는 월경과다라고 한다. 자궁근종, 자궁선근증, 자궁내막증 등 여러 가지 원인이 있을 수 있는데, 복합적인 경우도 있다. 난임과 불임의 원인이 되기도 하니 방치하지 말고 얼른 산부인과를 찾아가자.

자궁근종

자궁근종은 자궁 근육세포에 생기는 종양으로 자궁에 발생하는 종양 중 가장 흔하다. 가임기 여성 20~30%, 30대 이상 40~50% 정도가 크고 작은 근종을 가지고 있다는 통계가 있을 정도로 흔하지만 근종의 위치와 크기에 따라 수술까지 고려해야 하는 질병이기도 하다. 비정상적인 세포 증식, 유전적 요인, 가임기 호르몬의 영향 등 다양한 발병 원인이 있다. 부인과 검진을 받지 않고 있다 보면 갑작스러운 통증이나 출혈로 인해 근종의 유무를 알게 되는 경우도 있다.

악성 종양과 근종, 암세포의 증식을 막기 위해 중요한 것 중 하나는 **우리 몸의 '세포자멸'이 얼마나 잘 일어나고 있느냐**는 것이다. 세포가 자멸한다는 것은 부정적인 것이 아니라 우리 몸에서 필요하지 않거나 비정상적인 세포를 제거하기 위해 일어나는 똑똑하고 배려가 넘치는 자연적인 현상이다. 자멸 기능이 차단되어 비정상적인 세포가 증가하게 되면 악성 종양, 근종, 암세포 등이 몸 이곳 저곳에 증식하는 것이다.

적은 수의 표본으로 진행된 연구이기는 하나, 자궁근종을 앓았던 여성들의 조직세포에 녹용 엑기스를 투여하여 실험한 논문은 매우 주목할 만한 결론을 내렸다. 바로 녹용이 세포자멸에 도움을 주는 효과를 보였다는 것이다.

세포분열을 담당하는 단백질 복합체인 사이클린이 증가했고, 세포자멸을 유도하는 단백질인 BAX 발현이 동시에 증가했다. 또한 자멸사를 유도하고 자궁근종세포의 증식을 억제하는 혈관내피성장인자(VEGF)가 증가하는 경향을 보였다. 쉽게 정리하면, 세포자멸이 제대로 이루어지지 않는다면 비정상적인 세포도 자멸하지 않는다. 실험에서 세포자멸을 돕는 단백질과 성장인자가 발현한 것으로 보아, 자궁근종세포의 증식을 억제하는데 녹용이 의미 있는 효과를 보였다는 것이다.

전통적으로 이어진 녹용 효능에 대한 임상결과는 배를 따뜻하게 하고, 자궁을 건강하게 하며, 각종 부인과 질병에 좋다고 했다. 녹용의 효능 중 **보기혈**(保氣血)을 떠올려보자. 기와 혈이 보충되면 우리 몸은 자연스럽게 머리는 시원하고 아랫배는 따뜻해진다.

1) "鹿茸이 in vitro에서 子宮筋腫細胞에 미치는 영향", 이윤재, 조정훈, 이창훈, 대한한방부인과학회지, 2008.
2) 『부인대전양방』, 한의학고전DB, https://www.mediclassics.kr/.
3) 『동의보감』, 한의학고전DB, https://www.mediclassics.kr/.
4) 『본초강목』, 한의학고전DB, https://www.mediclassics.kr/.

한강에 낀 녹조가 남성 정력에 좋다고 하면, 한강은 매우 깨끗해질 것이다. 살아 있는 모기가 남성 정력에 최고라고 한다면 너도나도 모기를 생포하려고 노력할 것이다. 그만큼 남자라면 정력에 고민이 많고 간절한 법이다.

정력은 남성의 성적 능력을 뜻하지만, 남성 건강 전반을 지탱하는 기운이자 남자의 자존심, 자신감의 척도가 되기도 한다. **장원양**(壯元陽)을 기억하는가? 원기와 양기를 강장 한다는 것은 남성의 정력 증진과도 맥을 같이 한다.

〈동의보감〉

남자의 정액이 차갑고, 묽고, 양이 적으면 자식이 없다. 양기석(불에 달구어 가루 낸 것)·토사자(술에 담근 것)·녹용(술에 쪄서 불에 쬐어 말린 것)·천웅(습지에 싸서 구운 것)·구자(볶은 것)·육종용(술에 담근 것) 각 1냥, 복분자(술에 담근 것)·석곡·상기생·침향·원잠아(술에 축여 구운 것)·오미자 각 5돈. 이 약들을 가루내고 술에 찹쌀을 달여 쑨 풀로 반죽하여 오자대로 환을 만든다. 소금물로 70-90알씩 빈속에 먹는다.

治丈夫精冷, 眞精其不濃, 不兆施, 是以無子. 陽起石(火煆研)·兎絲子(酒浸製)·鹿茸(酒蒸焙)·天雄(炮)·韭子(炒)·肉蓯蓉(酒浸) 各一兩, 覆盆子(酒浸)·石斛·桑寄生·沈香·原蚕蛾(酒灸)·五味子 各五錢. 右爲末, 酒煮糯米糊和丸梧子大, 空心, 鹽湯下七九十丸.

자식이 없는 것은 대부분 정혈이 차거나 성생활을 많이 하여 신장에 흠이 많아 자궁에 곧바로 사정하지 못하기 때문이다. 어찌 전적으로 모혈(母血)이 부족하고 허한(虛寒)한 것의 책임이겠는가? 숙지황·산수유 각 3냥, 파극 2냥, 토사자·속단(술에 담근 것)·원지(법제한 것)·사상자(볶은 것) 각 1.5냥, 백복신·산약(술에 찐 것)·우슬(술로 씻은 것)·두충(술에 씻고 잘라서 연유를 발라 볶아서 실을 없앤 것)·당귀(몸통 부위를 술로 씻은 것)·육종용(술에 담근 것)·오미자·익지인(소금물에 축여 볶은 것)·녹용(연유를 발라 구운 것) 각 1냥에 구기자 3냥, 인삼 2냥을 합하여 가루내고 꿀에 반죽하여 오자대로 환을 만든다. 50~70알씩 소금물이나 따뜻한 술로 빈속에 먹고, 잘 때 다시 먹는다.

凡人無子, 多是精血淸冷, 或房勞過傷, 以致腎水欠旺, 不能直射子宮故爾, 豈可專責於母血之不足虛寒耶. 熟地黃·山茱萸 各三兩, 巴戟 二兩, 兎絲子·續斷(酒浸)·遠志(製)·蛇床子(炒) 各一兩半, 白茯神·山藥(酒蒸)·牛膝(酒洗)·杜沖(酒洗切酥炒去絲)·當歸身(酒洗)·肉蓯蓉(酒浸)·五味子·益智仁(鹽水炒)·鹿茸(酥灸) 各一兩, 加枸杞子 三兩, 人參 二兩. 右爲末, 蜜丸梧子大, 空心, 鹽湯或溫酒下五七十丸, 臨臥再服.

정을 채우는 것이 정력 강화의 출발이다. 앞에서 녹용에 들어 있는 호르몬 이야기를 하며 남성호르몬인 테스토스테론에 대해 이야기했었다. 생식기관의 발육과 정자 생성, 성욕 증진, 지구력 향상에 효과가 있는 프로스타글라딘의 생성을 조절하는 역할을 담당하고 있는 호르몬이다. 녹용에 함유된 테스토스테론도 남성의 성기능 강화 즉, 정력 증진에 도움을 줄 수 있는 것이다.

한의학적 임상도, 과학적인 근거도, 녹용을 꾸준히 섭취하는 것도 물론 좋다. 비아그라와 같은 성기능 강화를 위한 약물도 필요에 따라 조절하는 것도 남자의 자신감을 위해서라면 나쁜 것만은 아니다. 그러나 무엇보다 신경 쓰면 좋은 것은 적당한 음주, 충분한 수면, 금연, 스트레스 해소와 같이 너무 뻔한 내용들이다. 남성들은 전립선, 신장, 간 건강에 특히 주의를 기울이자.

1) "동물의 발육에 미치는 녹용의 효과에 관한 연구; 제1보 녹용의 투여수준이 병아리의 증체량, 사료요구율 및 장기발육에 미치는 영향", 배대식, 한국축산학회지, 1975.
2) "Testosterone, but not IGF-1, LH, proractin or cortisol, may serve as antler-stimulating hormone in red deer stags", Luidek Bartos, Dieter Schams, Goerge A Bubenik, 2008.
3) "Effect of Deer Velvet on Sexual Function in Men and Their Partners: A Double-Blind, Placebo-Controlled Study", Helen M. Conaglen, James M. Suttie, John V. Conaglen, Archives of Sexual Behavior, Vol. 32, No. 3, June 2003, pp. 271-278, 2003.
4) 『동의보감』, 한의학고전DB, https://www.mediclassics.kr/.

🦌 신장, 불로장생의 핵심이다

한의학에서 **신장은 작강지관**(作强之官)이라고 하여 몸을 강하게 만드는 기관이라고 본다. 황제내경에서는 신장은 댐의 갑문과도 같아서 제 기능을 하지 못할 경우 물이 넘칠 뿐 아니라 온갖 더러운 것들이 드나들게 된다고 했다. 신장은 각종 진액 대사를 조절하고, 정(精)을 저장하여 성장 발육과 생식 기능을 촉진하며, 부모로부터 물려받은 기운을 저장해 놓고 있다. 그래서 인체의 발육과 노쇠의 과정 자체를 신장이 주관한다고 해석하기도 한다.

우리가 현대 의학에서 알고 있는 신장은 노폐물 배설을 담당하고, 수분, 전해질, 산성도를 일정하게 유지하는 역할을 한다. 신장은 혈압 및 혈장량을 유지하는 호르몬인 레닌과, 생리 활성 호르몬인 프로스타글란딘을 생성하기도 한다. **내 몸의 필터, 신장**은 손상이 확인된 순간부터 완치는 어렵다. 우선 자각 증상이 없는 경우가 대부분이라 이상하다 싶어 병원을 찾으면 지속적인 치료가 필요한 신장염, 신부전증, 혈뇨 등으로 고생하게 된다.

신허(腎虛)는 신장의 기운이 허약한 것이다. 지나친 과로와 성생활, 만성병으로 인해 체내 정기(精氣)가 균형을 잃고 부족할 때 생긴다. 사람의 몸은 정기신(精氣神)의 조화를 통해 순환된다고 보는데, 정기가 부족하면 신을 지키기 어려운 것은 어쩌면 너무나 당연한 말이다. 녹용의 효능 중 **익정수**(益精髓)가 있다.

신허는 만성피로에 가깝다. 일반적으로 정신이 몹시 피로하고, 어지
러우며, 귀에서 소리가 나고, 건망증이 오며, 식은땀이 나고, 허리가 시큰
거리며, 성 기능 장애 증상까지 온다. 결국 만병의 근원이다. 허준은 "사
람들은 온갖 병이 마음에서 생긴다는 것만 알고, 온갖 병이 신장에서 생
긴다는 것은 모른다(世人惟知百病生於心, 而不知百病生於腎)"고 탄식한
바 있다.

동의보감에서는 증익귀용원(增益歸茸元)과 용주환(茸珠丸)을 처방
한다.

〈동의보감〉-증익귀용원

허로로 신이 쇠한 경우를 치료한다. 정혈을 보하고 양기를 기른다. 숙지황 · 녹용 · 오미자 · 큰 당귀 각 4냥, 산약 · 산수유 · 큰 부자(습지에 싸서 굽는다) · 우슬(술에 담가 둔다) · 육계 각 2냥, 백복령 · 목단피 · 택사(하룻밤 동안 술에 담가 놓는다) 각 1냥. 이 약들을 가루 낸 것과 녹각교 0.5근을 썰어서 돌그릇에 넣고 술을 약간 넣어 녹이고 반죽하여 오자대로 환을 만든다. 따뜻한 술이나 소금물로 50~70알씩 빈속에 먹는다. 다른 방법으로 녹각교를 가루내고 술로 반죽하여 환을 만들어도 좋다.

治虛勞腎衰, 補精血, 養陽氣. 熟地黃 · 鹿茸 · 五味子 · 大當歸 各四兩, 山藥 · 山茱萸 · 大附子(炮) · 牛膝(酒浸) · 肉桂 各二兩, 白茯苓 · 牡丹皮 · 澤瀉(酒浸一宿) 各一兩. 右爲末, 用鹿角膠 半斤, 剉入石器中, 入酒少許熔化和丸梧子大. 空心, 溫酒或鹽湯下五七十丸. 一法, 膠作末, 酒和作丸亦可.

〈동의보감〉-용주환

허로로 신이 상한 것을 치료하면서 명문의 양기가 쇠한 것을 보한다. 녹용 · 녹각상 · 녹각교 · 숙지황 · 당귀 각 1.5냥, 육종용 · 산조인 · 황기 · 백자인 각 7돈, 양기석(달군다) · 부자(습지에 싸서 굽는다) · 진사(수비한다: 광물성 한약을 부드러운 가루로 만들기 위해 가는 것) 각 3돈. 이 약들을 가루내고 술과 밀가루로 반죽하여 오자대로 환을 만든다. 따뜻한 술이나 소금물에 70~90알씩 먹는다.

治虛勞腎損, 兼補命門陽衰. 鹿茸 · 鹿角霜 · 鹿角膠 · 熟地黃 · 當歸 各一兩半, 肉蓯蓉 · 酸棗仁 · 黃芪 · 柏子仁 各七錢, 陽起石(煅) · 附子(炮) · 辰砂(水飛) 各三錢. 右爲末, 以酒麪糊和丸梧子大. 以溫酒或鹽湯下七九十丸.

녹용이 정혈과 양기를 보충한다는 것은 녹용 성분과도 정확히 일치한다. 녹용은 남성호르몬, 인슐린유사 성장인자 등을 함유하고 있는 천연호르몬 그 자체이다. 녹용에서만 찾을 수 있는 판토크린은 골수 세포를 증가시키고, 혈액 순환, 혈액 개선을 돕는다. 신장이 허한 것과 녹용의 연결고리는 한의학적인 임상 만이 아니다.

2012년 '세계 신장의 날(World Kidney Day, WKD)'을 맞이하여 대한한의사협회는 **한약 등 한의약적 치료법이 신장과 간 등에 나쁘다는 오해를 풀기 위한 각종 학술논문과 연구결과를 토대로 근거 자료를 제시**한 바 있다. 그 중 하나가 동국대 한의과대 내과학교실 연구진들이 대한한방내과학회지 제20권 제1호(1999년)에 발표한 '녹용 약침액이 허혈후 재관류에 따른 신장 조직 손상에 미치는 영향'이라는 논문이다.

녹용이 허혈 후 재관류(Reperfusion; 허혈이 생긴 후에 혈류가 다시 흐르는 것)에 따른 신장 조직 손상을 억제하는 것으로 확인됐다. 활성산소에 의한 세포의 손상은 조직과 장기의 손상으로 이어지게 되는데, 신장의 경우 급성 신부전 등으로 발전할 수 있어 굉장히 위험하다. 이 활성산소를 제거하는데 녹용이 효능을 보인다는 연구 결과가 있다. 녹용농축액에서 추출한 약침을 혈관이 막혀 조직에 손상이 온 신장조직에 투여하였을 때, 해독물질인 글루타치온 함량이 증가하면서 활성산소에 의해 손상되는 세포를 어느 정도 차단할 수 있었다는 것이다. 활성산소에 의한 세포의 손상은 조직과 장기의 손상으로 이어진다. 신장의 경우 급성 신부전 등으로 발전할 수 있어 굉장히 위험하다. 이 활성산소를 제거하는데 녹용이 효능을 보인다는 연구 결과를 통해 앞으로의 질병 억제와 치료에 있어서도 녹용의 활용 가능성이 넓어질 수 있음을 확인할 수 있는 것이다.

　　신장 건강을 지키는 것은 불로장생의 핵심이다. 신장이 건강한 사람은 온 몸에 기가 고루 돌기 때문에 몸이 잘 상하지 않고 특히 허리와 등이 아프지 않다. 피로, 식욕부진, 허리와 옆구리 통증, 수면 장애 등의 증상이 만성적으로 나타나는 경우 단지 피곤해서 그렇다고 생각하고 넘어가지 말고 신장 건강을 체크해 보자. 신장은 재생이 힘들다. 간과 마찬가지로 이미 증상이 나타나면 완치가 어렵다. 평소 소변 색상과 거품 유무를 주의 깊게 살펴보고, 짜게 먹는 습관을 줄이는 것이 좋다. 무엇보다 정기적인 건강 검진은 필수임을 잊지 말자.

1) 『귀 잡고 병 잡고』, 이경제, 그림씨, 2020.
2) "녹용 약침액이 허혈 후 재관류에 의한 신장 조직 손상에 미치는 영향", 윤철호, 정지천, 신억섭, 동국대학교 한의과대학 내과학교실, 1999.
3) 『동의보감』, 한의학고전DB, https://www.mediclassics.kr/.

🦌 녹용에서 면역을 만나다

면역(免疫)이란 무엇인가? 면역의 정확한 개념은 병원체, 독소, 항원, 바이러스, 각종 세균의 공격으로부터 우리 몸을 스스로 지키고, 이겨내는 힘을 말한다. 쉽게 말하면 **우리 몸을 지키는 방패**인데, 그 방패가 얼마나 단단하고 효율적으로 공격을 잘 막아낼 수 있느냐의 문제이기도 하다. 우리는 분명 앞으로의 인생에 있어 들어보지도 못한 새로운 전염병, 질병들과 마주할 것이다. 그것도 한 두 번으로 그칠 문제가 아니다. 그래서 우리는 **우리 몸의 방패**를 잃어버리지 않게 관리하고, 녹슬지 않게 정비하고, 꾸준히 보수해야 한다.

현대 의학의 발전에 따라 면역에 대한 개념이 정립되어 왔지만, 한의학에서도 면역의 개념은 '정기(正氣)', '진기(眞氣)' 등으로 설명되어 왔다. 신체를 공격하는 병원체, 바이러스, 독소는 '사기(邪氣)'로 나타난다.

〈경악전서〉[3]

정기가 충실하면, 사기가 들어오지 못한다.

正氣存內, 邪不可干.

---

3 경악전서(景岳全書), 64권으로 명나라의 장개빈(張介賓)이 저술하여 1624년 간행되었다. 안영민이 번역하여 인터넷에 공개하였다. https://mediclassics.kr/books/139

〈고서의언〉[4]

위칙(爲則)이 말하였다. "이기(二氣)는 '사기(邪氣)가 정기(正氣)를 침범하였기 때문에 병이 된 것이다'라고 주(註)하였다. 사기(邪氣)는 독(毒)이다. 독(毒)이 없다면, 하나의 정기(正氣)일 뿐이다. 그러므로 병에 걸리지 않는다."

爲則曰二氣, 註曰邪氣干正氣, 故成病. 邪氣者, 毒也. 無毒則一氣. 故不病.

〈동의보감〉

"정기를 기르면 적은 저절로 사라진다"라고 하였으니, 비유하자면 군자가 가득한 곳에서는 비록 한 명의 소인배가 있어도 받아들여지지 않아서 저절로 나가는 것과 같다. 이처럼 사람의 진기가 실하고 위기(胃氣)가 강하면 적은 저절로 사라진다.

養正積自除. 譬如滿座皆君子, 縱有一小人, 自無容地而出. 令人眞氣實, 胃氣强, 則積自消矣.

"사기는 우리 몸에 해가 되는 독과 같은 존재인데, 사기가 정기를 침범하면 몸에는 병이 생기고 아프다. 다만 몸 안에 정기가 잘 채워져 있으면, 독(사기)은 들어올 수 없고 병도 걸리지 않는다"는 것이다. 현대의 면역 개념과 마찬가지로 한의학에서는 건강을 유지하고 장수하기 위해 정기와 진기를 키우는 것이 중요하다고 본다.

우리는 흔히 '면역력을 높이다'라는 표현을 사용한다. Boost Immunity! '내가 가진 방패의 스펙을 강화한다' 정도로 생각해 볼 수 있다. 그렇다면

---

4 고서의언(古書醫言), 4권으로 일본의 요시마스 타메노리(吉益爲則)가 1773년에 편찬한 의서. 한나라 이전의 38종 의서 중 의학과 관련된 내용을 집록(集錄)하여 평술(評述)을 첨가한 것이다. 정한이 번역하여 인터넷에 공개하였다. https://mediclassics.kr/books/173

우리는 어떻게 면역력을 높이고 스스로를 지킬 수 있을까? 필자는 녹용을 통해 진짜 면역을 만나고, 녹용을 통해 면역을 높일 수 있다고 자신한다. 양기를 왕성하게 하는 녹용의 효능인 **장원양**(壯元陽), 좀 더 과학적인 내용으로 들어가 보자.

실제로 녹용과 면역의 상관관계는 다양한 연구들을 통해 밝혀지고 있다. NK세포(자연살해세포, Natural Killer Cells)는 바이러스에 감염된 세포를 직접 파괴하는 면역세포로, 선천적인 면역을 담당하는 혈액 속 백혈구의 일종이다. 사이토카인(Cytokine)은 면역세포로부터 분비되는 당단백질로, 세포 간의 정보전달에 관여한다. 녹용추출액과 녹용 노제(露劑)를 이용한 실험의 목적은 바로 NK세포의 활성을 측정하고, 비장에서의 사이토카인의 생성이 어떻게 변화하는가를 확인하는데 있었다. 현재 임상은 진행되지 않은 동물실험 단계라는 한계는 있지만, 결과는 NK세포의 활성과 사이토카인 발현 모두 증가했다. 노제보다는 추출액 형태가 그 활성 정도가 더 높았다. 학계에서는 녹용을 이용한 면역세포 활성에 주목하여 추가적인 연구를 진행 중이다.

전통중국의학(TCM)에서부터 녹용은 적혈구와 백혈구 수 모두를 증가시킨다고 했다. 적혈구는 산소와 노폐물을 운반한다. 이 외에도 혈관벽의 이완을 돕고, 면역 기능을 일부 담당한다. 백혈구는 대표적인 혈액 중의 혈구 세포이자 면역세포이다. 이와 관련한 후속 연구들은 녹용 성분 중 지질과 인지질, 당지질에 대한 연구로 이어져 녹용과 면역의 관계에 주목한다. 특히 인지질 중 하나인 레시틴은 세포막의 활동을 활발하게 하는데, 녹용의 독특한 지질 구조가 면역세포를 활성화하는데 도움이 된다는 연구로 이어진다.

녹용의 대표성분, 당지질인 강글리오사이드도 마찬가지이다. 강글리오사이드는 세포막의 안정성을 유지하고, 면역에 관여하며, 세포가 조직을 형성할 수 있도록 서로 이어준다. 물론 혈액 보충, 염증인자 억제 등을 통해 면역에 관한 새로운 키워드가 될 날이 멀지 않았다.

허준은 전에는 없던 '예방 의학'을 동의보감에 반영했는데, 면역이 우리의 유일한 희망이 될 수 있다는 사실을 일찍이 간파한 것일지 모른다. **결국 건강은 면역에서 시작해 면역으로 끝난다.**

1) "녹용 추출물이 성장기 흰 쥐의 혈중 IGF-I 농도, 골격성장 및 비장세포 증식능에 미치는 영향", 장수정, 전호남, 윤숭섭, 이임식, 이연숙, 한국영양학회, 2006.
2) "녹용에서 면역조절물질의 정제 및 활성 연구", 이의정, 이화여자대학교, 2001.
3) "녹용 혼합 추출물의 면역기능 조절 효과", 최지해, 김나영, 김선영, 박혜령, 유광원, 이현순, 한국식품영양과학회, 2020.
4) "녹용추출액과 노제(露劑)의 세포증식 및 면역활성도 비교 연구", 송효인, 대구한의대학교 대학원, 2003.
5) 『경악전서』, 한의학고전DB, https://www.mediclassics.kr/.
6) 『고서의언』, 한의학고전DB, https://www.mediclassics.kr/.
7) 『동의보감』, 한의학고전DB, https://www.mediclassics.kr/.

❦ 활력을 위한 녹용

녹용의 효능 중 장원양(壯元陽)은 '활력 증진과 원기 회복'을 두고 한 말이다.

그렇다면 활력은 무엇인가? 사전적 의미의 활력은 살아 움직이는 힘이다. 단순히 활력을 남성의 정력으로만 한정해 생각하곤 하는데 사실 **활력은 생명유지에 꼭 필요한 힘의 원천, 에너지**를 말한다. 여성, 남성할 것 없이 모두에게 꼭 필요한 에너지이다.

〈동의보감〉

우단(虞搏)[5] 이, "사람의 수명은 각기 천명(天命)에 달려 있다. 천명이라는 것은 천지와 부모에게 받은 원기를 말한다. 아버지는 하늘이고 어머니는 땅인데, 아버지로부터 받은 정과 어머니로부터 받은 혈의 성쇠가 다르기 때문에 사람의 수명에도 차이가 나는 것이다. 사람이 태어날 때 양쪽 모두에게서 성한 기를 받은 자는 상등이나 중등의 수명을 누릴 수 있고, 한쪽에게서만 성한 기를 받은 자는 중등이나 하등의 수명을 누릴 수 있으며, 양쪽 모두에게서 쇠한 기를 받은 자는 보양을 잘 하여야 가장 낮은 수명을 겨우 누릴 수 있고 그렇지 않으면 대부분 요절하게 된다. 그러나 외부에서 풍·한·서·습의 사기가 들어오거나, 굶주리거나 포식하거나 일을 많이 하여 내상(內傷)이 생기면 어떻게 부모로부터 받은 원기를 다할 수 있겠는가? 그러므로 상고시대의 성인들은 온갖 풀을 맛

---

5 우단(虞搏, 1438 ~ 1517)은 명나라 때 의사로 자(字)는 천민(天民)이고 자호(自號)는 화계 항덕노인(花溪恒德老人)이다. 1515년에 의학정전(醫學正傳)을 저술하였는데, 동의보감에 인용된 조문이 총 518조에 달한다.

보고 약을 만들어 사람들을 보살펴 각각 그들의 천수를 누릴 수 있게 한 것이다. 전(傳)에, '몸을 수양하며 천명을 기다릴 뿐이다'라 하였으니, 반드시 사람으로서 할 일을 다하여 하늘의 뜻을 따라야만 좋지 않은 것도 좋게 되고 죽을 사람도 살아나게 되는 것이다. 이렇듯 사람의 수명이 천명에만 맡겨진 것은 아니다. 이와 같이 의사는 신명과 통하고 조화를 응용하여 요절할 사람을 장수하게 할 수 있고 장수할 사람은 신선이 되게 할 수 있으니 의도(醫道)를 없앨 수 있겠는가?"라 하였다.

虞摶曰, 人之壽夭, 各有天命存焉. 夫所謂天命者, 天地父母之元氣也. 父爲天, 母爲地, 父精母血, 盛衰不同. 故人之壽夭亦異. 其有生之初, 受氣之兩盛者, 當得上中之壽, 受氣之偏盛者, 當得中下之壽, 受氣之兩衰者, 能保養, 僅得下壽, 不然, 多夭折. 雖然, 或風寒暑濕之感於外, 飢飽勞役之傷乎內, 豈能一一盡乎所稟之元氣. 故上古聖人, 嘗百草, 製醫藥, 乃欲扶植乎生民, 各得盡其天年也. 傳曰, 修身以竢命而已. 必須盡人事以副天意, 則凶者化吉, 亡者得存, 未嘗令人委之於天命也. 是故醫者, 可以通神明而權造化, 能使夭者壽, 而壽者仙, 醫道其可廢乎.

동의보감에서는 원기를 '하늘과 부모가 태어날 때 주는 선물'이라 말한다. 황제내경에서 말하는 선천지기와도 맥을 같이 한다. 태어날 때부터 가지고 있는 원기지만 수명이 하늘의 뜻에 따라서만 좌지우지되는 것은 아니다. 바로 후천지기, 사람이 살아가며 얻을 수 있는 원기의 근원이 있다. 우리가 먹고 마시는 것, 음식이다.

〈동의보감〉

맥이 미약하고 기력이 적으며 자한이 멎지 않는 것은 양허이다. 사군자탕·익위승양탕·계부탕·용부탕·정기보허탕·증손낙령탕·삼향산·삼선단·사신단·삼기건중탕·가감내고환·녹용대보탕을 써야 한다.

脉微弱, 少氣力, 自汗不止者, 陽虛. 宜用四君子湯·益胃升陽湯·桂附湯·茸附
湯·正氣補虛湯·增損樂令湯·參香散·三仙丹·四神丹·參芪健中湯·加減
內固丸·鹿茸大補湯.

남자가 장년이 되었는데 진기가 오히려 약한 것은 원래 약하게 타고난
것이지 허해져서 그런 것은 아니다. 그러므로 함부로 조(燥)한 약을 쓸
수는 없다. 또, 기르고 보하는 약은 아주 많으나 약 기운이 약하여 효과
를 보기 어렵다. 다만 천원(天元)의 기를 튼튼하게 하여 수승화강이 되면
오장이 저절로 편안하고 온갖 병이 생기지 않을 것이니 이 처방으로 치
료한다. 녹용(연유를 발라 굽는다)·당귀·산수유 각 4냥, 사향 5돈(따
로 간다). 이 약들을 가루내고 술을 넣은 밀가루 풀로 반죽하여 오자대
로 환을 만든다. 따뜻한 술이나 소금물에 70~100알씩 먹는다. 《득효》

凡男子方當壯年而眞氣猶怯, 此乃稟賦素弱, 非虛而然. 借燥之藥, 尤宜速戒.
滋益之方, 群品稍衆, 藥力細微, 難見功效. 但固天元一氣, 使水升火降, 則五藏
自和, 百病不生, 此方主之. 鹿茸(酥灸)·當歸·山茱萸 各四兩, 麝香 五錢(另
研). 右爲末, 酒麪糊和丸梧子大. 溫酒或鹽湯下七十丸至百丸. 《得效》

허로를 치료하고 기혈이 모두 허한 것을 보한다. 녹각상·구판(연유를
발라 굽는다) 각 3.6냥, 녹용(술에 씻고 연유를 발라 굽는다)·호경골(
술에 달이고 연유를 발라 굽는다) 각 2.4냥. 이 약들을 가루내고 수퇘지
척수 9개를 졸인 꿀과 함께 찧어 오자대로 환을 만든다. 소금물로 70
~80알씩 빈속에 먹는다. 사슴은 양이고, 거북이와 호랑이는 음이다. 동
물의 혈기에는 각각 그 종류에 따라 성정이 담겨 있으니 금석이나 초목
과 다르다. 가령 기름진 음식이나 술을 잘 먹는 사람에게 저담즙 1~2
홉을 더하면 화를 내릴 수 있다는 뜻이다. 중년에 몸이 쇠약해진 사람이
먹는 것이 좋다. 《입문》

治虛勞, 補氣血兩虛. 鹿角霜·龜板(酥灸) 各三兩六錢, 鹿茸(酒洗酥灸·虎脛
骨(酒煮酥灸) 各二兩四錢. 右爲末, 雄猪脊髓 九條, 同煉蜜擣丸梧子大. 空心,

鹽湯下七八十丸. 盖鹿, 陽也. 龜虎, 陰也. 血氣有情, 各從其類, 非金石草木例也. 如厚味善飮之人, 可加猪膽汁 一二合, 以寓降火之義. 中年覺衰者, 便可服餌. 《入門》

활력을 위한 녹용, 좀 더 쉽게 알아보자.

첫째, 양기를 품은 녹용은 **양허(陽虛)에 좋다.** 양허란 양기가 부족하고 우리 몸의 기능이 쇠약해지는 것을 말한다. 사람은 나이가 들면서 기초 체온이 낮아지고, 에너지 대사 능력이 떨어지게 되는데 양기가 점차 쇠약해진다고 볼 수도 있다. 체온은 1도만 높아져도 면역세포 활성도가 5배 높아진다는 연구가 있는 것처럼, 건강 관리의 기본은 기초 체온을 유지하는 것부터 시작된다. '맛은 달고 성질은 따뜻하며 독이 없는' 녹용만 한 것이 없다.

둘째, **수승화강(水升火降)**이란 '머리는 차갑게, 가슴은 뜨겁게'이다. 본래 음양오행설에서 나온 개념으로, 한의학에서는 상체는 시원하고 하체가 따뜻하면 원기가 충만해지고, 오장육부가 편안함을 느끼는 상태를 뜻한다. 녹용은 양기의 대표적인 원료로, 우리 몸의 기를 순환시킨다.

셋째, 녹용은 **조혈 기능**을 돕는다. 실제로 녹용의 대표 성분이 응축되어 있는 분골에는 우리가 이제까지 지겹도록 들어온 강글리오사이드가 있다. 강글리오사이드는 적혈구 조직에 주로 분포하며, 적혈구 생성과 순환 능력에 직접 관여한다. 인지질 중 하나인 레시틴 역시, 혈구의 생성과 성장을 촉진시키는 역할을 하기 때문에 강력한 조혈 성격을 갖고 있다. 혈액 순환과 항산화 기능도 가지고 있으니 단순한 조혈 기능을 넘어 쇠약해진 기를 증진하는데도 좋다.

상고시대, 즉 요순시대 사람들은 모두 100살까지 살았다는 말이 있다. 훌륭한 임금 덕에 태평성대의 시기였기 때문에 상대적으로 각자 몸을 살피고 건강에 신경 쓸 수 있는 여유가 있었기 때문은 아닐까?

〈황제내경〉

"황제가, '상고시대의 사람들은 모두 나이가 100살이 넘어도 동작이 노쇠하지 않았다고 들었습니다. 그런데 요즘 사람들은 나이가 50살만 되어도 동작이 노쇠하게 되는 것은 시절이 달라져서 입니까? 아니면 사람들이 양생(養生)의 도를 잃어서 입니까?' 라 하니, 기백이, '상고시대의 사람 중에 양생의 도를 아는 자는 음양을 따르고 술수에 잘 맞추며 음식에는 절도가 있었고 생활에는 법도가 있었으며, 함부로 힘을 쓰지 않았습니다. 그래서 형(形)과 신(神)을 온전히 보존하여 천수를 누리다가 100살이 넘어서야 죽었습니다. 요즘 사람들은 그렇지 않습니다. 술을 물처럼 마시고 멋대로 행동하며 술에 취한 채로 성교하여 정을 고갈시키고 진기(眞氣)를 고갈시켜 흩어버리고 간직하여 채울 줄을 모르고 아무 때나 신(神)을 써서 마음의 쾌락에만 힘을 씁니다. 이렇게 양생의 즐거움에 역행하여 생활에 절도가 없기 때문에 50살만 되어도 노쇠하는 것입니다'라 하였다."

黃帝曰, 余聞上古之人, 春秋皆度百歲, 而動作不衰. 今時之人, 年半白而動作皆衰者, 時世異耶, 人將失之耶. 岐伯對曰, 上古之人, 其知道者, 法於陰陽, 和於術數, 飲食有節, 起居有常, 不妄作勞. 故能形與神俱, 而盡終其天年, 度百歲乃去. 今時之人則不然. 以酒爲漿, 以妄爲常, 醉以入房, 以慾竭其精, 以耗散其眞, 不知持滿, 不時御神, 務快其心, 逆於生樂, 起居無節, 故半百而衰也.

상고시대 사람들처럼 '음양의 조화를 이루고, 절도와 법도를 지키며, 몸에 무리를 가하지 않는다'면 우리도 활력과 원기를 유지하는 것이 어려운 일은 아니다. 이는 물론 지금이라고 다르지 않다. 왜 지겹도록 기본적인 생활습관을 강조하겠는가? 몸과 마음의 활동력의 근원은 내가 먹는 것과 내가 사는 방식이 좌우하기 때문이다.

1) "동물의 발육에 미치는 녹용의 효과에 관한 연구; 제1보 녹용의 투여수준이 병아리의 증체량, 사료요구율 및 장기발육에 미치는 영향", 배대식, 한국축산학회지, 1975.
2) "녹용의 성능을 잘 알고 써야 보약이 된다", 최전, 대한예방한의학회지, 2002.
3) 『동의보감』, 한의학고전DB, https://www.mediclassics.kr/.

우리가 진짜 알고 싶었던
녹용의 효능

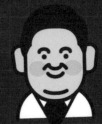

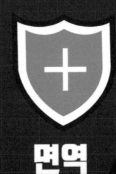

면역

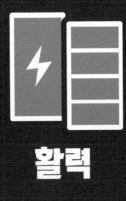

활력

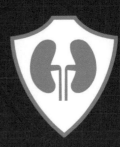

남성 정력

신허

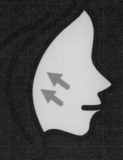

안티에이징

성장

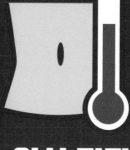

여성 건강

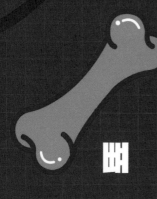

뼈   **관절**

7

녹용, 알아보기 - 오해

녹용을 먹으면 살이 찐다?
어릴 때 녹용을 먹으면 바보가 된다?
여름에 녹용을 먹으면 안 좋다?
늙어서 녹용 먹으면 죽을 때 힘들다?

🦌 녹용을 먹으면 살이 찐다?

정확히 말하면 녹용을 먹은 것만으로 살이 찌는 것은 아니다. 단, 녹용을 먹으면 활력(活力)이 생기는데, 그 활력으로 인해 입맛이 같이 돌아 다른 음식을 많이 먹어 살이 찔 수 있다.

여기서 우리는 활(活)이라는 한자에 주목할 필요가 있다. 물 수 변(氵)에 혀 설(舌)이 합쳐져 있음을 볼 수 있다.

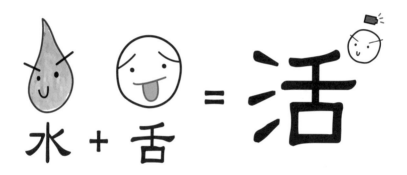

입에 침이 콸콸 나올 정도로 많아야 건강한 것이다. 건강한 사람에게는 하루 1.5리터 이상의 침이 분비된다. 입맛이 좋아진다는 것은 침이 많이 분비되어 입 안이 촉촉하고, 건강이 좋다는 것을 뜻한다.

한의학에서는 생진지갈(生津止渴)이라 하여 타액, 위액 등 진액을 생성하고 갈증을 없애는 처방을 한다. 복날에 삼계탕을 먹으면 닭이 더위로 지친 원기를 회복하게 하고, 인삼은 침을 생성하고 갈증을 없애, 두배로 좋다. 녹용도 마찬가지다. 살을 찌게 하는 것이 아니라 침을 돌게 해 입맛을 좋아지게 만든다.

물론 녹용으로 인해 입맛이 과도하게 좋아져 식탐을 자제할 수 없다면, 녹용을 잠시 끊는 것도 좋다. 결국 모든 것이 '의지'의 문제긴 하지만 말이다.

🦌 어릴 때 녹용을 먹으면 바보가 된다?

결론부터 말하자면 절대 그럴 리 없다. 만약 녹용이 사람을 바보로 만든다면 연구대상이 되고도 남았을 것이다. 애초에 이렇게 사랑받는 전통원료로 남아있을 리가 없다. 연구도 연구지만 고서와 문헌 그 어디에서도 찾아볼 수가 없다. 오히려 말 못하는 아이의 증상을 고친다는 기록은 나온다.

헛소문의 진상은 역사를 거슬러 올라가다 보면 단서가 하나 나온다. 조선시대, 진귀품이었던 녹용은 주로 왕실에 진상 되었다. 부잣집에서는 어렵게 구한 녹용을 첫 돌을 맞은 아이에게 먹이거나 했지만, 서민들은 녹용을 꿈도 못 꿨다.

왕실에서도 상황은 마찬가지였다. 왕의 후궁들이 자기 자녀들에게 녹용을 먹이기 위해 내의원 약재창고에서 녹용을 몰래 빼돌리기 시작한 것이다. 이렇게 도난이 빈번해지자 어의가 방(榜)을 붙여 '의원 처방 없이 함부로 녹용을 먹으면 머리가 바보가 된다는 경고'를 한 것이 민간으로까지 이어져 와전되었다고 볼 수 있다.

소문의 시작과 진상이 어떻건, 녹용을 먹고 싶어하는 사람들의 욕망과 질투가 반영된 것만은 분명하다.

🦌 여름에 녹용을 먹으면 안 좋다?

이 말을 하는 사람들의 사고는 매우 단순하다. 여름에 한약을 복용하면, 약 기운이 땀으로 배출된다고 믿는 것이다. 마치 사우나에서 땀을 빼면, 지방도 빠질 거라고 믿는 것과 같다. 약효와 지방은 땀을 흘리는 것만으로는 절대 빠지지 않는데 말이다.

사실 땀을 흘리고 지치기 쉬운 여름이야말로 녹용을 먹고 기력을 보충하는데 적기이다. 실제로 녹용을 먹으면 좋은 성분은 몸 안에 남고, 나쁜 노폐물은 땀과 소변으로 배출된다. 차를 꾸준히 마셨더니 기(氣)를 얻었다는 이야기와도 일맥상통하는 부분이다. 이를 두고 '득기(得氣)했다'고 한다. 양기의 보양식 녹용을 먹고 땀을 시원하게 배출하면 득기 그 이상이다.

그런데 여기서 중요한 것이 하나 있다. 좋은 땀을 흘려야 한다. 한의학에서는 기와 혈이 부족해서 나는 땀을 자한(自汗), 식은땀이라고 한다. 대표적인 허약 증상 중 하나이다. 녹용을 먹고 식은땀을 흘린다면 먹는 것을 바로 중단하자.

'하난장섭(夏難將攝)'이라는 말이 있다. 사계절 중 여름 건강을 지키기가 가장 어렵다는 말이다. 여름에는 더위로 인해 식욕이 떨어지고 깊은 수면이 어렵다. 제대로 먹지를 못하니 제대로 배출도 안된다. 필자가 강조하는 쾌식, 쾌면, 쾌변이 모두 흔들리는 것이다. 초복, 중복, 말복 모두 삼계탕과 추어탕, 장어를 먹지 않는가? 여름일수록 오히려 녹용을 비롯한 보양식을 챙겨 먹는 것이 맞다.

夏暑將理法 (여름철의 조리법)

〈위생가〉에, "사계절 중 여름에 조리하기 힘든 것은 음이 속에 숨어 있어 배가 차가워 설사하기가 쉽기 때문이다. 신(腎)을 보하는 약이 없으면 안 되고, 차가운 음식은 먹지 말아야 한다. 심(心)은 성하고 신(腎)은 쇠하니 무엇을 주의할까? 정기(精氣)가 새어 나가는 것을 특히 경계해야 한다. 잠자리는 조용하고 밀폐된 곳이라야 하고, 생각을 고요히 하여 심기(心氣)를 고르게 한다. 얼음물과 채소·과일은 사람에게 좋을 것이 없으니 가을이 되면 학질이나 이질이 생긴다"고 하였다.

衛生歌曰,
四時惟夏難將攝,
伏陰在內腹冷滑.
補腎湯藥不可無,
食飮稍冷休哺啜.
心旺腎衰何所禁,
特忌疏泄通精氣.
寢處惟宜謹密間,
黙靜志慮和心意.
氷漿菜茹不宜人,
必到秋來成瘧痢.

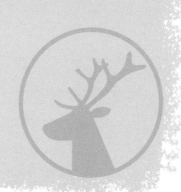

🦌 늙어서 녹용 먹으면 죽을 때 힘들다?

녹용 뿐 아니라 건강에 좋다는 것을 많이 챙겨 먹을수록 죽음이 가까워져도 쉽게 명이 안 끊어질 것이라는 어르신들의 걱정이 있다. 또, 골골대며 허약했던 사람이 힘들게 죽음을 맞이하면 좋은 걸 너무 많이 먹어서 고생했다고 한다.

녹용을 비롯한 보양식 때문에 고통스럽게 죽은 게 아니다. 녹용은 물론 홍삼, 산삼, 웅담, 우황, 침향 등 몸에 좋다는 것들을 모두 섭렵한 사람은 둘 중에 하나다. 건강에 매우 관심이 많거나, 평소 자주 아프고 허약해서 좋은 것을 먹지 않으면 안 되는 사람이다.

한의학에서는 사람에게는 부모에게서 물려받아 태어날 때부터 가지고 있는 기운인 선천지기(先天之氣)와, 음식을 먹고, 자라는 과정에서 얻을 수 있는 후천지기(後天之氣)가 있다고 본다. 정(精), 생식 기능, 성장, 노쇠와 밀접한 관계가 있는 물질이 선천지기에 속하고, 신장이 주관한다고 보았다. 전통적으로도 녹용이 이 선천지기의 부족한 곳을 채워줄 수 있다고 보았다. 나이가 들며 자연스럽게 떨어지는 선천지기를 위해 녹용을 먹는 것은 죽을 때 힘들기 위함이 아니라 죽기 전까지 더 건강하게 살고 싶은 욕심이자 노력이다. 이 노력 때문에 죽을 때 힘들다고 하는 것은 너무 가혹한 해석이다.

'본립이도생(本立而道生)'이라는 말이 있다. 근본이 바로 서야, 길이 생긴다는 뜻이다. 건강도 마찬가지다. 근기가 바로 서야 멀리 갈 수 있다. 녹용은 선천지기를 높이는 조력자이자 건강한 인생에 힘을 불어넣는 보양식이다. 녹용은 오해만큼 죄가 없다.

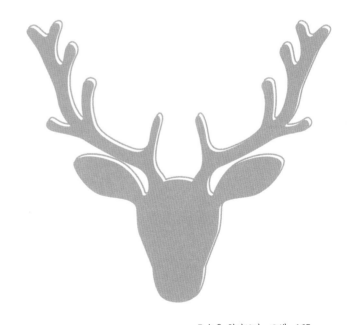

녹용, 두고보기 – 잡학

사슴이 살고 있는 한자 이야기
사슴은 버릴 게 하나도 없다
러시아 녹용 연구와 원용(元茸) 이야기
그 많은 중국 녹용은 다 어디에 있지?

🦌 사슴이 살고 있는 한자 이야기

머리 수(首) 자는 머리, 으뜸, 우두머리, 임금을 뜻한다. 지금은 인간의 신체, 지위를 뜻하지만 시작은 동물 머리에서 출발했다. 갑골문을 보면 입이 길쭉한 동물 머리가 그려져 있다. 개를 그렸다는 말도 있고 늑대를 그렸다는 말도 있다. 어원을 두고 의견이 분분하다. 그런데 '사슴 머리'를 그렸다는 말도 강력한 가설 중 하나이다. 사슴 머리에서 비롯되었다는 설은 왜 생긴 것일까? 머리 수(首) 자의 생김새 때문이다. 수사슴 뿔에 사슴 눈을 합치면 누가 보아도 머리 수(首)가 완성된다.

길 도(道) 자에도 사슴 흔적을 찾아볼 수 있다. 도(道)는 머리 수(首)에 천천히 쉬엄쉬엄 걸을 착(辶)를 합친 글자다. 재생, 영생을 상징하는 사슴 머리(首)에 걸음(辶)의 의미가 더해진 것이다. 사슴 머리는 해마다 자라는 순환의 상징이다. 해를 거르는 법이 없다. 게으름을 피우지 않는 사슴 머리처럼 쉬엄쉬엄, 천천히, 그리고 꾸준히 걸어가면 한 줄로 통하는 큰 길(道)을 만나게 된다. 그 길은 사람이 살아가면서 반드시 지켜야 할 도리이자, 이치이자, 바탕이다. 우리가 마땅히 걸어가야 할 길이라 하겠다.

사슴 록(鹿)과 벼슬 록(祿)은 음(音)이 같다. 조선시대에는 그 사실만으로 사슴을 귀하게 여겼다. 조선시대 문집에는 집안에서 사슴을 키웠다는 부잣집 이야기도 남아 있다. 전통적으로 사슴 꿈도 좋은 의미다. 길몽

중에 길몽으로 친다. 직장 운이 트이고, 명예와 신분이 높아진다고 해석한다. 지금도 승진을 앞둔 공직자나 대기업 임원들은 사슴 그림을 안방에 걸어 둔다. '승진을 부르는 그림'을 가까이 두고 싶은 마음이다. 백록(百祿)을 누리고 싶은 인간 마음은 변하지 않는다.

🦌 사슴은 버릴 게 하나도 없다

본초강목에는 녹용 뿐 아니라 녹각(鹿角), 털이 빠진 사슴의 뿔을 고아 만든 한약인 녹각교(鹿角膠), 이빨(鹿齒), 뼈(鹿骨), 머리 고기(鹿頭肉), 발 고기(鹿蹄肉), 사슴기름(鹿脂), 꼬리(鹿尾), 골수(鹿髓), 뇌(鹿腦), 정액(鹿精), 피(鹿血), 생식기(鹿腎), 근육(鹿筋), 가죽(鹿皮), 사슴의 대변(鹿糞) 등의 효용이 매우 자세히 기재되어 있다.

동의보감에서는 '鹿之一身(녹지일신), 皆能益人(개능익인), 野族中第一品也(야족중제일품야)', '사슴의 몸뚱이는 뭐 하나 빠질 것 없이 전부 사람에게 유익하니 들짐승 중에 제일이다' 라고 했다.

우리나라야 지금은 사슴 고기를 많이 소비하는 편이 아니지만, 뉴질랜드와 호주, 캐나다, 미국 등 서구에서는 기름기가 적고 담백한 사슴 고기를 즐겨먹는다. 실제로 뉴질랜드에서 먹어 본 사슴 고기는 고단백 저지방임에도 비리지 않은 감칠맛이 있다. 본초강목에서도 사슴 고기는 성질이 따뜻하고 맛이 달며, 독이 없어 오장의 기능을 왕성하게 해 건강과 정력에 효능이 있다고 보았다.

러시아에서는 사슴 고기를 넣은 러시아식 만두를 비롯해 중앙아시아에서 전파된 러시아식 꼬치구이 샤슐릭(Shashlik)의 재료로 돼지고기, 양고기에 이어 사슴 고기가 인기가 많다. 일본에서도 사슴 고기는 샤브

샤브, 스테이크 등 고급 식자재로 활용되고 있다.

녹용을 사랑해 마지않는 동북아 3국 중 중국에서는 녹용을 약재가 아닌 식재료로 사용하기도 한다. 남방지역에서는 녹용과 약재를 함께 넣어 탕으로 먹는다. 얇게 저민 녹용을 음식 위에 뿌려 먹기도 한다. 진 나라 때부터 이어온 녹용죽은 원기 회복과 자양강장을 위해 여전히 즐겨 먹는다.

🦌 러시아 녹용연구와 원용(元茸) 이야기

러시아는 1,400년대부터 녹용을 이용해 왔다고 전해진다. 러시아에서 본격적으로 사슴 산업이 시작된 것은 1980년대로, 카스피안 적록을 시작으로 현재는 엘크까지 다양하게 사육 중이다. 알타이 산악지대에서는 주로 마록, 시베리아 툰드라 지대에서는 엘란(순록과 엘크 교잡종)과 만주록, 엘크의 녹용이 생산된다. 러시아 사슴 농업의 쇠퇴로 현재 엘란은 거의 사라지고, 만주록은 비교적 잘 보존되어 있다. 보통 80일에서 95일 사이에 녹용을 절각한다.

해발고도 2,000~4,000m, 7월 평균기온이 영상 10~20도인 고산지역에서 주로 사슴을 방목하여 키우고 있으며, 겨울이 너무 길어 사육 농가의 어려움이 존재하지만 야생에 가까운 초원에서 자유롭게 자라는 사슴의 녹용은 밀도가 치밀하다.

러시아산 녹용은 건조, 포장 처리된 제품만 시중에 유통할 수 있다. 6월부터 9월 사이에 자연의 바람을 이용해 녹용을 건조하기도 하고, 기온이 일정하지 않거나 너무 추운 지역에서는 고온의 물에 절각한 녹용을 담궈 유효 성분을 가두고 녹혈을 거르는 탕건조 방식을 이용하기도 한다.

러시아의 녹용 연구가 본격적으로 시작된 것은 1930년대이다. 물론 그 전부터 꾸준히 녹용에 대한 관심과 효능 연구는 있어왔지만, 냉전이 끝나고 러시아 학자들의 연구가 영어로 진행, 번역되면서부터 그 가치는 빛을 발하기 시작했다. 녹용의 대표 성분인 판토크린 역시 러시아 학자에 의해 발견, 추출되었으며, 이 효능에 대한 연구는 러시아가 독보적이다.

러시아 녹용의 별명은 '원용(元茸)'이다. 고전에서부터 유래해 이어졌다는 기록은 찾아볼 수 없지만 러시아 녹용이 최상이며 최고임을 강조하기 위해 으뜸 원 자를 사용한 것으로 추측된다. 원산지가 녹용 품질을 모두 좌우하지 않는다. 크기가 큰 녹용이 품질도 우수하다고 볼 수 없다. 녹용 품질은 사슴의 사육환경, 녹용의 성장 기간, 사슴이 먹는 사료, 절각 시기, 농장주의 기술 모두를 따져야 한다. 녹용은 이 모든 것을 고려하고, 총체적으로 따져야만 품질을 규정할 수 있다.

🦌 그 많은 중국산 녹용은 다 어디에 있지?

중국산 녹용은 대륙사슴인 매화록(梅花鹿, 꽃사슴)의 녹용인 '매화용(梅花茸, 일명 화용)'과 마록(馬鹿)에서 나오는 녹용 속칭, '깔깔이'로 나뉜다.

매화용(특히 만주록의 녹용)은 중국인들이 최상품으로 여기는 까닭에 대부분 중국에서 소비되고 있다. 깔깔이는 동쪽으로 몽골, 서쪽으로 카자흐스탄, 남쪽으로 티베트, 북쪽으로는 러시아에 둘러싸여 있는 신장성에서 많이 나온다. 북쪽 고르노알타이 공화국에 인접한 지역이 사슴 키우기 좋은 환경이다. 중국의 동북삼성(지린성, 랴오닝성, 헤이룽장성)에서 생산되는 깔깔이도 품질이 우수하다고 알려져 있다. 마록은 말과 같이 몸집이 크다고 해서 붙여진 적록의 일종이다.

과거에는 우리나라 시중에서 중국산 녹용을 쉽게 구할 수 있었다. 2000년대 초반까지 중국산 건녹용 100톤 이상이 매년 한국으로 들어오곤 했다. 지금은 뉴질랜드산, 러시아산, 국산 녹용에 비해 시장에서 보기가 쉽지 않다.

그 많은 중국산 녹용은 중국 내부에서 소비되고 있다. 중국 정부의 자국 녹용 소비 촉진 정책 덕분이기도 하고, 건강식품 시장이 커지면서 자국내 소비만으로도 중국산 녹용은 출하량이 수요를 따라가지 못하고 있는 것이다. 러시아와 뉴질랜드산 녹용도 중국으로 수출되는 양이 가장 많다. 우스갯소리로 중국인이 치즈를 먹는 순간 치즈 값이 급등할 것이며, 중국인이 금을 사 모으는 순간부터 세계경제의 흐름이 바뀐다고 하는데, 녹용도 마찬가지이다. 2천 년 전부터 이어온 중국인들의 녹용 사랑은 아직 끝나지 않았다.

조금 다른 이야기지만, 미국, 호주, 뉴질랜드에서 연구하고 있는 녹용의 효능에 대한 기반은 TCM(Traditional Chinese Medicine)에서 왔다. 대다수의 연구가 중국 의학에서 임상으로 전해져 오던 효능을 과학적으로 입증하는 것을 시작으로 한다.

전통적으로 중국에서는 녹용이 두 갈래로 갈라져 성장하는 것이 '음양의 조화'를 나타내는 것이라고 보기도 한다. 현재 중국의 녹용 연구는 중국인들이 녹용의 정수인 **'녹용정(鹿茸精)'**이라고 부르며 노화 방지의 해법 중 하나로 각광받는 판토크린에 대한 연구와 더불어 판토크린을 얻을 수 있는 분골 부위에 대한 연구, 남성 정력 증진에 대한 연구 등이 다양하게 진행 중이다.

9

녹용, 깊이보기 - 역사

백성에겐 그림의 떡, 왕에게는 진귀한 보약

사슴에 대한 내용은 실록에만 610여 건에 달한다. 왕실의 제례부터 신하에게 하사품을 내리는 장면, 백성들이 왕에게 진상하는 이야기까지… 사슴과 녹용이 얼마나 사랑받았는지 알 수 있는 부분이다. 왕실과 사대부들은 귀한 녹용을 먹고, 사슴 가죽으로 만든 의류, 장신구, 신발 착용도 즐겼다. 사슴과 녹용은 권위와 지위를 상징하는 그 자체였다.

현실은 불공평하고, 역사는 그것의 연속이다. 백성에게 녹용은 감히 접할 수 없는 '그림의 떡'이었다. 그런데도 백성들은 지배 계급을 위해 사슴을 사냥했다. 아니 '해야만' 했다. 먹는 사람 따로 있고, 일하는 사람 따로 있었다는 말이다.

"녹용의 사냥은 열에 하나도 얻지 못합니다. 때는 5월에 당하여서 농사일에 방해가 되고 또 절대적으로 필요한 약도 아니니 임금에게 진상하는 것을 제외하고 숫자를 줄여 주십시오"

태종실록 33권, 태종 17년 윤5월 9일

의도치 않았지만 녹용이 백성들은 괴롭히게 된 결정적 원인은 타이밍에 있었다. 녹용 품질이 최고조에 달하는 5월은 농번기가 본격적으로 시작되는 시기라 본업만으로도 버거운데 사슴사냥까지 해야만 하니 고될 수밖에 없었다.

조선은 농업을 국가의 근간을 기본 틀로 삼는 농본주의를 펼쳤다. 농업은 계절 변화에 따른 생산 활동을 요구하므로 많은 노동력이 필요하다. 백성들은 농사를 지어 조세를 부담해야했다. 지역 특산품을 바치는 공납의 의무도 있었다. 조선시대 전 시기에 걸쳐, 공납을 둘러싼 갈등과 사건사고는 끊이질 않았다. 녹용은 백성들을 괴롭히는 부담스러운 공납품 중 하나였다.

조선 초에서 후기까지 녹용은 백성들을 극심하게 괴롭혔다. 공납품을 과도하게 요구한 지배층의 횡포 탓이다. 환경은 매해 다른데, 백성들에게 동일한 양을 요구하기 일쑤였다. 어떨 때는 녹용 씨가 마르는데 상황 고려는 전무했다. 녹용이 나지 않는 지역에도 서슴지 않고 진상 명령을 내렸다. 제주도에 명태, 강원도에 귤을 요구하는 꼴이다. 백성들은 조정에 바치기 위해 공납품을 사다 바치는 수모까지 치러야 했다. 과도한 공납 의무는 조선이 역사에서 사라질 때까지 뿌리 뽑히지 않았다. 정확히 말하자면 해결할 주체도, 해결할 의지도 없었다고 할까? 녹용 역시, 잊을 만하면 터지는 사회적 폐단이었다.

"폐조 때 진상하는 물건의 수는 전일보다 백배나 되었고 사슴 꼬리나 사슴 혀 한 개의 값이 면포 20~30필에 이르렀습니다. 큰 눈이 있은 뒤부터 노루나 사슴이 거의 없어져 미처 생장되지 못하였으니 비록 두어 고을의 백성을 몰아 깊은 산에서 사냥하게 하더라도 어디에서 잡을 수 있겠습니까?

마지못하여 그 값을 가지고 사옹원(司饔院)*의 각 색장(色掌)의 집에 와서 사야 했으니, 백성들이 받는 해가 이렇게 혹심하였습니다. 그뿐만 아니라, 진상할 물건을 사옹원에 상납할 때 하인들이 뇌물을 주지 않음을 성내어, 빛깔이 나쁘다고 핑계하여 퇴짜를 놓았으며, 만약 넉넉히 뇌물을 주면 비록 빛깔이나 맛이 좋지 않더라도 반드시 먼저 수납하니, 이는 매우 심한 폐단이었습니다.”

중종실록 1권, 중종 1년 10월 3일

*사옹원: 조선시대 궁중 음식을 담당한 관청

“북로(北路) 각 고을의 고질인 폐해는 진상하는 녹용에 있어서 가장 심하다. 한 번 변방 지역의 사사로운 포수(砲手)를 금단한 뒤부터는 사슴을 사냥하게 되는 수가 아주 드물어져 녹용 값이 점점 높아지게 되었고 상인들이 조절하여 매매하게 되는데, 도신(道臣)*이 작정해 주지 못하여 일대(一對)의 값이 거의 수백금에 이르게 되었다. 회감(會減)해 놓은 값이 그 절반도 되지 못하므로 민생들에게서 징수하게 되는 폐해가 자못 인삼을 진상하는 것보다도 심하게 되었기에 이때 있어 정리하지 않을 수 없으니, 공편(公便) 여부를 상세하게 살피어 계품(啓稟)하게 하여야 한다.”

정조실록 16권, 정조 7년 10월 29일

*도신: 조선시대 각 도에 파견된 지방 행정의 최고 책임자, 관찰사라고도 한다.

정조 재위 때에는 녹용 가격이 인삼 값을 훌쩍 뛰어 넘기도 했다. 우리나라 역사에서 인삼은 왕실 귀중품이자, 교역에 쓰인 값비싼 자원이었다. 인삼을 진상하는 것도 죽을 맛인데, 녹용 값이 날로 치솟자 백성들은 버텨낼 재간이 없었다. 사태가 심각해지자 조정에서 자성의 목소리가 터져 나왔다. 신하들은 왕에게 상소도 올렸다. 진상해야 할 녹용의 양을 줄여달라고 하소연도 해보고, 이 지경이 된 원인을 찾자는 용기 있는 직언도 시작된다.

"공물로 바치는 녹용 한 대의 값이 거의 200금에 가까운데 그 근원의 폐단을 캐봐야 합니다."

정조실록 17권, 정조 8년 윤3월 10일

공자는 『예기(禮記)』 <단궁하편(檀弓下篇)>에서 "가혹한 정치는 호랑이보다 무섭구나! (荷政猛於虎)"라고 탄식한다.

소설 『춘향전』에서 이몽룡도 위정자들을 향한 쓴 소리를 시로 읊는다.

향기 맑은 맛있는 술은 천 명의 피요
가늘게 썬 좋은 안주는 만백성의 기름일세
촛불 눈물 떨어질 때 백성 눈물 떨어지고
노랫소리 높은 곳에 원망 소리 높도다!

어느 나라, 어느 시대 할 것 없이 가혹한 세금 착취와 횡포는 고질병이었다. 역사는 큰 정치적 사건과 전쟁을 중심으로 기록되지만 세금도 역사의 줄기를 바꾸는 일대 사건이었다. 과한 세액을 징수하는 시기가 지속되면 국가는 쇠퇴했다. 조선 후기 실학자들이 주장한 것처럼 왕실에서 필요한 소요 물품을 시장에서 구매했더라면 역사는 다르게 흘러갔을 것이다. 역사에 가정이란 없지만, 백성의 부담 폭이 감소하는 것은 분명했을 것이다. 상업 성장 기반도 이루지 않았을까? 그로 인해 근대국가의 건립도 훨씬 앞당겼을 가능성이 크다. 백성들에게 호랑이보다 더 무서운 존재! 어쩌면 녹용, 인삼, 전복과 같은 공물(貢物) 아니었을까?

🦌 영조의 사슴 사랑

조선시대 역대 왕의 평균 수명은 46세이다. 그런데 83세까지 살며 장수를 누린 왕이 있다. 무려 51년 7개월을 왕좌에 앉았던 영조다. 영조가 왕위에 있던 기간은 역대 왕의 수명보다 긴 세월이다. 66세에 15세 왕비를 맞이할 수 있었던 것도 탁월한 건강과 정력 때문이었다. 후대 사람들에게 영조의 장수 비결은 늘 심심찮게 입에 오르는 이야깃거리다. 기름진 것을 피하고, 음주를 멀리하며, 소식했다는 생활습관은 익히 잘 알려져 있다.

평소 고기를 멀리했다는 영조가 사족을 못 쓸 만큼 좋아한 고기가 있다. 사슴 고기다. 어두육미(魚頭肉尾)를 스스로 증명이라도 하듯, 영조는 사슴 꼬리를 유난히 좋아했다. 79세에도 "반찬 중에서 사슴 꼬리만 손을 댈 수 있다"며 편식 아닌 편식을 했다.

사슴이 특산품으로 지정된 제주도민의 고통은 더 컸다. 녹용 외에도 사슴가죽, 혓바닥, 수레나 가마를 덮는 안롱까지 제주도민에게 부과된 공납품은 한 둘이 아니었다. 거기에 귤, 옥돔, 전복까지 더해졌다. 어느 하나 쉽게 구할 수 없고, 보관이 까다로운 것들이었다. 아이러니하게도 천혜의 제주 환경은 토속민에게 고통을 가했다. 과도한 공물 탓에 섬 주민 일부는 탈출을 강행하기도 했다. 약한 뗏목에 몸을 싣고 육지로 향했던 것. 진상품을 구하지 못해도 죽은 목숨, 섬을 탈출하다 풍랑을 맞아도 이미 죽은 목숨이나 다름없었다. 백성들은 과도한 세금 앞에서 죽음도 두렵지 않았다. 심각하다는 것을 느낀 영조는 어느 날 어명을 내린다.

탐라에서 진공(進貢)하는 녹미를 정지하도록 명하였다. 임금이 말하기를, "꼬리가 60개면 몸통도 또한 60인데 만약 1년에 두 번 진공할 경우 사슴은 장차 1백 20필이 될 것이다"

영조실록 113권, 영조 45년 8월 9일

영조는 "꼬리 60개를 만들려면 사슴도 60마리가 소요될 것이고, 만약 1년에 두 번 바치면 사슴 또한 120마리"라고 직접 언급했다. 본인도 사슴 꼬리 진상이 얼마나 어려운지 모르지는 않았다.

"내가 일찍이 녹미를 즐겼으므로 어영청에서 먼저 바치게 되었으니, 다른 영문(營門)에서도 역시 장차 이와 같이 할 것이다. 그것을 다시는 구하여 얻지 말도록 하여 내가 물건을 구하는 의도가 없음을 보여주게 하라."라고 하였다.

영조실록 125권, 영조 51년 8월 30일

영조가 사슴 진상을 금했다고는 하지만 실제로는 끊지 못했다고 전해진다.

🦌 조선시대 호화사치의 대명사, 녹용

몇 해 전 <군도>라는 영화가 있었다. 배경은 철종 13년(1862년), 진주민란이 불씨가 되어 온 나라가 백성의 봉기로 뒤덮였던 때이다. 영화의 모티브가 조선 후기는 지도층의 무능과 부정부패로 민생이 도탄에 빠진 시기이다. 참지 못한 백성은 횃불과 무기를 손에 들고 무장 투쟁까지 벌인다.

조선의 국운이 본격적으로 쇠한 것은 임오년(고종 12년)에 일어난 군란이 기점이 되었다. 1년 넘게 급료를 받지 못해 불만과 가난에 허덕이던 구식 군인들이 마침내 급료를 받았는데, 수곡에 겨와 모래를 잔뜩 섞어 준 것이다. 격분한 구식 군인들은 더 이상 참지 못하고 난을 일으켰다.

민겸호는 명성황후의 친척으로 민씨 가문 세도 정치를 이끈 핵심 인물이자, 신식 군대를 창설한 인물이었다. 구식 군인들의 분노가 민겸호에게 먼저 쏠린 것도 당연했다.

임오년(1882) 6월 초 9일, 한성의 영군들은 큰 소란을 피웠다. …… 민겸호는 그 주동자를 잡아 포도청에 가두고 그들을 곧 죽일 것이라고 선언하였다. 수많은 군중은 더욱 분함을 참지 못하고 칼을 빼어 땅을 치며, '굶어 죽으나 법으로 죽으나 죽기는 마찬가지다, 그렇다면 차라리 죽일 사람이나 하나 죽여서 원한을 씻겠다'라고 하며, 서로 고함으로 호응하

여 많은 사람이 모였다.

(중략)

그들은 곧바로 민겸호의 집으로 쳐들어가서 순식간에 집을 부수고 평지로 만들었다. 그 집에는 진귀한 보물들이 가득 차 있었다. 그 군중들은 '돈 한 푼이라도 훔치는 자는 모두 죽인다'고 하고, 그 보물을 뜰에 모아 놓고 불을 질렀다. 비단과 구슬이 타서 그 불빛은 오색을 띠고 **인삼과 녹용과 사향 등의 냄새가 수리까지 풍겼다.** 이때 민겸호는 담을 넘어 대궐로 도주하였다.

『매천야록』117쪽

『매천야록(梅泉野錄)』을 쓴 황현은 민겸호의 최후를 두고 "살이 물에 불어서 하얗고 흐느적거렸으며, 고기를 썰어 놓은 것 같기도 하고, 씻어 놓은 것 같기도 하였다"고 전했다. 한 줄 글이지만 매우 잔인하고 처참하다.

군인들은 월급 한 번 제대로 받지 못하는데, 민겸호와 고위관료 곳간은 온갖 진귀품으로 넘쳐나던 때. 인삼과 사향, 녹용 향기가 이웃 마을까지 풍기던 때. 백성들의 마음이야 얼마나 분하고 또 분했겠는가? 조선 왕조의 몰락이 가까워지고 근대 사회가 도래하기 시작한 그 때까지도 녹용은 특정 세력이 누리고 즐기던 호화사치의 대명사임은 분명하다.

🦌 이순신과 조선 수군의 숨은 공신, 사슴 고기

나라 정세가 어려울수록 이순신 장군의 리더십이 재조명된다. 우리가 혼돈의 시대를 살고 있다는 뜻이다. 정조가 개혁을 결심할 때도, 일본이 식민지 야욕을 드러냈을 때에도 '이순신 정신'은 수면 위에 올랐으니 말이다.

삼도수군통제사 이순신이 조선 수군을 거느린 7년의 세월은 너무나 힘든 시간이었다. 나라 안팎으로 곳간이 비어 갔다. 먹을 게 없으니 수많은 병사는 영양실조와 함께 전의를 상실했다. 탈영을 일삼는 자들도 수두룩했다. 맹자가 "항산(恒産)이 있어야 항심(恒心)이 있다"고 말했는데, 전쟁터에서는 얼마나 심했겠는가? 생명 유지를 위한 최소한의 식량조차 없으니 도덕심은 바닥을 칠 수밖에 없었을 것이다.

이순신의 지략은 여기서 정통으로 통한다. 전쟁터에서만 치밀한 작전을 펼친 게 아니다. 전쟁을 준비하는 과정, 실전, 위기상황, 모두 면에서 빛이 났다. 이순신은 자구책을 통해 목숨이 왔다 갔다 하는 치열함 속에서도 군량을 얻고자 했던 뚝심은 새로운 변환점이 되었다.

군둔전(軍屯田)을 설치가 바로 그것이다.

"당장 눈앞에서 피난민들이 굶어 죽어가는 참상을 차마 눈 뜨고 볼 수 없습니다. 전일 풍원부원군 류성룡 대감에게 보낸 편지로 인하여 비

변사에서 내려온 공문 중에, '여러 섬 중에서 피난하여 머물며 농사지을 만한 땅이 있거든 피난민을 들여보내 살 수 있도록 하되 그 가부(可否)는 참작해서 시행하라.' 하였기에, 신이 생각해본 바 피난민들이 거접(居接)할만한 곳은 돌산도만한 데가 없습니다. 이 섬은 여수 본영과 방답 사이에 있는데 겹산으로 둘려 쌓여 적이 들어올 길이 사방에 막혔으며, 지세가 넓고 편평하고 땅도 기름지므로 피난민을 타일러 차츰 들어가서 살게 하여 방금 봄갈이를 시켰습니다."

1953년 1월 26일 이순신 장군이 올린 장계(狀啓) 中

이순신은 전장에서는 큰 힘을 쓰기 어려운 늙은 병사, 아픈 병사들과 피난민들에게 전투 대신 농사를 시켰다. 종자로 쓸 수 있는 여분의 곡식도 창고에 따로 저장했다. 살아갈 수 있는 기본적인 식량과 생업이 생기자 터전을 버리고 떠났던 사람들이 돌아왔다. 일손이 모이자 농사 생산량은 자연스레 늘었다. 나라 지원 없이도 어느 정도의 군량미를 확보할 수 있었다.

이순신은 곡식 이외에 부족한 단백질을 채우기 위해 병사들에게 '사슴 사냥'을 지시했다. 『난중일기』 안에는 사슴 고기와 노루에 관한 이야기가 몇 차례 등장한다.

1593년 9월 8일, 군관 송희립 등을 당포산으로 보내 사슴을 잡아 오게 했다.

1596년 3월 8일, 안골포 만호와 가리포 첨사가 큰 사슴 1마리씩 보내왔다. 모처럼 생일날에 부하 장수들과 평안히 음식을 먹고 술을 마셨다.

난중일기 中

사슴 고기는 군인들에게 최고의 단백질 보급원이자 최적의 전투 식량이었다. 소금 굽는 가마솥을 구워 팔아 전투 비용을 확보하기도 했다. 전투가 없는 날에는 전복과 해초를 직접 따기도 하고, 된장도 담그고, 청어를 잡아 백성들에게 나누어 주기도 했다. 전쟁에 이긴 날에는 사슴 고기와 육포로 부하들을 치하했다. 이순신은 조선 수군을 지휘하는 통제사임과 동시에 때로는 농사꾼이자 어부, 사냥꾼이기도 했다.

대통령이 키우는 반려동물에는 '퍼스트(first)'라는 명칭이 붙는다. 강아지는 퍼스트 독(first dog), 고양이는 퍼스트 캣(first cat)이다. 대통령이 취임하면 반려동물과 함께 청와대에 입성하곤 한다. 그 시작은 70년 전으로 거슬러 올라간다. 대한민국 초대 대통령 이승만은 결혼 전부터 키우던 강아지 네 마리를 청와대로 데려갔다. '첫 번째 청와대 견공'이라는 영예를 얻었다. 대통령 하야 후, 하와이 망명 길에도 키우던 강아지 네 마리를 전부 데려갔다. 무려 퍼스트 디어(first deer)도 있었다. 이승만이 사랑한 노루, '뱀비'가 그 주인공이다.

1979년 10월, 박정희 대통령은 삽교천 방조제 준공식에 참석했다가 도고온천 관광호텔로 이동하던 중 꺼림칙한 일을 겪었다. 대통령이 탑승한 헬기가 착륙하던 찰나, 호텔에서 기르던 노루 한 마리가 헬기 굉음에 놀라 이리 저리 뛰어다니다 벽에 부딪혀 즉사한 것이다. 그 날 밤, 박정희는 김재규가 쏜 총 네 발을 맞고 서거했다.

'녹명(鹿鳴)'이라는 말이 있다. 원래 녹명은 임금이 여러 신하와 귀빈들에게 잔치를 베풀 때 쓰는 악가(樂歌)인데, 우는 사슴에게 먹이를 주듯이 임금이 베푸는 것을 말한다. 녹명은 중국 시경(詩經)에 나오는 말 '유유녹명(呦呦鹿鳴)'에서 유래했다. '유유'는 의성어, 녹명은 사슴 울음소리다.

사슴은 먹이를 발견하면 먼저 소리를 내서 근처에 있는 친구와 가족들을 부르는 습성이 있다. 혼자 배부르게 먹는 법이 없이 나누고 베푼다. 공직자들의 기강해이나 정권의 위기가 올 때 '녹명'을 거론하는 것도 사슴의 마음가짐과 습성을 배우자는 취지가 아닐까?

✦ 불로장생과 녹용

30년을 채 살지 못하는 사슴이 십장생에 들 수 있었던 비밀은?

십장생은 불로장생을 상징하는 열 가지 자연물이다. 해·물·구름·소나무·거북·학·사슴 일곱 개가 기본 구성에 달·산·바위·돌·불로초·영지·대나무 중 세 가지를 더하면 된다. 자연과 인간에게 중요한 해, 달, 구름, 물, 바위가 십장생으로 꼽힌다. 거북과 학은 동양에서 가장 오래 사는 동물이며, 사계절 푸른 빛을 잃지 않는 소나무와 곧고 푸른 대나무도 십장생에서는 빠질 수 없다. 열 가지 모두는 '영원함', '영속성'의 공통 분모를 가졌다.

십장생에 대한 최초 기록은 고려시대이다. 고려 말 대학자였던 목은 이색은 <세화십장생>이란 시에서 "우리 집에 설에 임금이 내려주신 그림인 세화십장생이 있는데, 지금이 시월인데도 새 것과 같다"라고 기록했다. 목은 이색은 14세기 사람이다. 계산하면 십장생 역사는 최소 600년이나 된다. 기록이 없을 뿐, 그보다 더 오래 되었을 가능성도 배제할 수 없다.

십장생 열 가지 영물 가운데, 평균 수명이 25년 정도인 사슴이 눈에 띈다. 바로 녹용 때문이다.

사슴 뿔은 매해 봄 성장과 탈각을 반복한다. 세상만사 모든 생명체 목숨은 하나에 불과하다. 그런데 사슴 뿔은 해마다 새로 나고 자란다. 거칠고 딱딱해진 옛 뿔을 벗어 던져버리고 영생과 재생을 거듭하는 녹용에서 사람들은 십장생의 영속성을 느꼈던 것이다.

아주 오래 전부터 좋은 음식, 좋은 약, 심지어 종교와 미신, 주술에 기대어 불로장생을 꿈꾸며 늙어가는 것을 아쉬워했다. 십장생 또한 불로장생을 꿈꾼 사람들이 만들어낸 관념이다. 오직 우리나라에서만 찾을 수 있는 독특한 문화이기도 하다. 그야말로 '아름다운 은유'가 아닐 수 없다.

🦌 백록담에는 흰 사슴이 있는가?

김춘수 시인은 '꽃'이라는 시에서 "내가 그의 이름을 불러주었을 때 그는 나에게로 와서 꽃이 되었다"고 노래했다. 이름은 곧 존재가 되고, 생명이 된다. 땅도 마찬가지이다. 사람들은 역사, 문화, 지형, 자연을 섞어 땅에게 생명을 불어넣는다. 우리는 그것을 일컬어 '지명(地名)'이라 한다.

지형에 따라 이름이 붙여지면 자연 지명, 행정 편의상에 따르면 법제 지명, 생활 양식에 따르면 문화 지명이다. 우리나라에는 자연의 특징을 딴 지명이 곳곳에 존재한다. 작은 고개를 뜻하는 서울시 서대문구 아현 동, 말의 귀를 닮은 진안군 마이산, 물이 흐르고 편안한 마을을 의미하는 충주시 수안보, 호랑이 꼬리를 닮은 포항의 호미곶 등이 그러하다.

유독 사슴과 관련된 지명도 많다. 사슴 형상을 닮은 지형이거나, 농장이 자리했거나, 사슴 전설이 입으로 전해지던 곳이다. 언제 이름이 붙여졌는지 정확하게 알 수 없지만, 사람들의 입에서 입으로 전해져 지금까지 쓰고 있는 경우가 많다.

백록담(白鹿潭)은 사슴 전설과 관련 있는 곳이다. 예부터 한라산 호수에는 산신령이 살고, 더운 복날이 되면 하늘에서 내려와 호수에서 목욕을 하는 선녀들을 훔쳐본다는 전설이 있었다. 옥황상제는 응큼한 산신령을 흰 사슴으로 만들어 버렸고, 그 사슴이 찾아오는 호수라는 뜻에서 백록담이 되었다.

전남 고흥 반도 끝자락에 위치한 소록도(小鹿島)는 섬 모양이 작은 사슴을 닮아서 붙여졌다. 충청북도 영동군 황간면에 위치한 노근리는 사슴이 많이 살았다는 이유로 이름을 얻었다. 조선시대 노근리 이름은 '녹은(鹿隱)'이었다. 사슴이 숨어 있는 마을이라는 뜻이다. 일제강점기 때 노근(老斤)으로 개칭되었다. 본래 뜻을 찾자면 '사슴이 뛰어 노는 평화의 땅'이다.

녹도, 녹동, 녹사, 녹천, 녹야원, 대록산, 주록리 등 일일이 나열할 수 없을 만큼 전국 곳곳에 분포되어 있다. 유래는 조금씩 차이가 있지만, 공통분모는 어김없이 사슴이다.

지금이야 개체 수가 많이 줄어든 꽃사슴. 과거 뒷산을 뛰놀던 친숙한 사슴인만큼 우리나라 곳곳의 지명에 그 흔적을 남긴 것은 아닐까?

🦌 우리나라 꽃사슴은 다 어디로 갔을까?

한반도 사슴 역사는 7천 년 그 이상이다. 역사 기록도 문자도 없던 까마득한 시절부터 시작됐다는 말이다. 사슴은 그때부터 한반도에 서식했다. 현존하는 신석기시대 유물이 사슴의 기나긴 역사를 증명한다.

국보 제285호 '울주 대곡리 반구대 암각화'에는 여러 종류의 사슴이 등장한다. 울주 대곡리 반구대 암각화는 신석기 시대부터 청동기 시대에 걸쳐 선사인들이 바위에 새긴 그림이다. 원시인들은 동료, 후대에게 전달해야 할 정보들을 바위에 한 땀 한 땀 새겼다. 사냥감이 더 많이 잡히기를, 더 풍요로운 생활을 할 수 있기를 바랐다. 선사인들은 바다 동물, 육지 동물 할 것 없이 200여 점 동물을 바위에 그렸다. 특히 사슴은 백두산 사슴, 사향 사슴, 노루, 고라니까지 종류가 매우 구체적이다.

현재 우리나라에는 토종 꽃사슴이 한 마리도 없다. 대만, 일본에서 수입된 꽃사슴만이 산을 뛰어놀고 있을 뿐이다. 그렇다면 우리나라의 꽃사슴은 다 어디로 갔을까?

토종 꽃사슴이 한반도에서 자취를 감춘 것은 불과 100년 안팎이다. 일제강점기 조선총독부가 펼친 정책 때문에 모조리 사라졌다. 일제는 1911년부터 해수구제사업을 시행하며 "사람과 재산에 손해를 끼치는 해수(害獸)를 구제한다"는 명분을 앞세워 무작위로 야생동물을 죽였다.

꽃사슴 뿐 아니라 호랑이, 반달가슴곰, 표범, 늑대, 삽살개, 조류 등 다양한 토종 동물들도 일제히 터전을 빼앗겼다. 그 이후 전쟁을 거치며 남한에서는 무분별한 수렵으로 1921년에 제주도에서 잡힌 꽃사슴이 마지막 야생사슴이 되어 사라졌고, 북한에서는 보호동물로 지정되어 백두산에서 소수가 명맥을 유지하고 있다. 꽃사슴은 환경부 지정 멸종위기 등급 1등급이 되어버렸다.

2018년 경상북도 영양군에 국립생태원 멸종위기종복원센터가 설립되었다. 꽃사슴은 제1호 프로젝트로 선정되었다. 황새, 따오기, 금개구리, 나도풍란, 소똥구리 복원 사업도 진행할 계획이라고 한다.

10

그래서! 녹용이다.

그래서! 녹용이다.

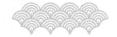

2020년, 대한민국은 물론 온 지구가 팬데믹(Pandemic) 상황에 처했다. 역사적으로 페스트, 콜레라, 천연두는 물론 스페인독감, 홍콩독감, 조류독감, 사스, 지카바이러스, 메르스 등 우리는 수많은 전염병에 시달려왔다. 지구가 하루 생활권이 되면서 전염 속도가 더욱 빨라졌고, 범위는 넓어졌다. 백신이 나오기 전까지는 그저 개인의 면역력과 국가 방역에 기댈 수밖에 없는 상황이다. 이번 코로나바이러스는 홍콩독감, 신종플루에 이어 세번째로 세계보건기구(WHO)가 선포하는 감염병 최고 경고 등급을 받았다. 전세계 의료체계는 물론 정치, 부동산, 사회, 산업, 교육 전반에 새로운 패러다임이 필요하게 되었다. 그야말로 혼란스럽기 그지 없는 상황에 직면한 것이다. 팬데믹을 넘어 지구상에서 영원히 사라지지 않는 엔데믹(Endemic)이 될 것을 걱정해야 할 수도 있다. 코로나가 종식된다 하더라도 새로운 전염병이 돌면 같은 굴레의 연속이 되어버린다. 이제는 영화에서만 보던 상황이 현실로 다가와 여러모로 '생존'을 위한 대비가 필요함은 분명한 사실이다.

어떠한 병이든 걸리는 사람에 따라 그 증상의 정도가 다르다. 이는 기저질병과 면역의 문제이다. 같은 70대가 코로나에 걸린다 하더라도 기저질병 없이 건강한 70대와, 당뇨와 고혈압 등을 앓고 있는 70대는 병을 이겨낼 수 있는 근본적인 힘에 차이가 있다. 평소 건강한 생활습관, 식습관은 물론 수면의 질, 운동량 등이 좌우한다. 100세시대라고는 하는데, 결국 그 100세를 얼마나 건강하고 행복하게 사느냐는 또 다른 문제이기 때문이다.

필자는 '내가 먹는 것이 바로 나(I am what I eat)'라는 말을 자주 인용하곤 한다. 건강에 좋은 음식을 먹고 양생(養生)하는 것도 중요하지만, 좋아하는 음식을 좋아하는 사람들과 즐거운 마음으로 맛있게 먹는 것도 스트레스 해소이자 취미가 되기 때문이다. 특히 우리나라는 음식으로 약과 보약의 효능을 대체하고자 하는 경향이 크고, 각종 포털에 검색만 해봐도 음식에 따른 효능과 영양 성분을 쉽게 확인할 수 있다. 먹는 것이 중요한만큼, 예민한 문제일 수밖에 없는 것이다. 약과 음식은 근원이 같다는 '약식동원(藥食同源)'.

그래서 도대체 왜 녹용이냐?

첫째, 한의사 경력 30년 간의 경험과 임상을 통해 녹용의 효능이 얼마나 위대한지 체감했기 때문이다. 직접 보고 배우고 겪은 것만큼 강력한 동기부여가 되는 것은 없다. 필자는 한의원 개원부터 비싼 녹용이 좀 더 대중화되면 좋겠다는 생각을 하며 다양한 녹용 제품군을 확대해 왔다. 녹용에 관심과 애정이 있는 만큼 더 파고들어 공부하고, 더 널리 알리고 싶었다. 녹용을 온 국민이 물처럼 마시는 시대가 필자가 꿈꾸는 시대이다.

둘째, 아직 한약재 및 전통 원료에 대한 실용적인 대중서가 없다. 홍삼은 물론 녹용, 침향 등 우리나라에서 사랑받는 원료에 대한 기능성 연구와 논문들은 다수 존재하지만, 대중들이 논문을 접하기에는 거리감이 있다. 좀 더 쉽고 재밌게, 전문적인 내용으로 전통 원료 시리즈를 만들고 싶었고, 그 첫걸음이 바로 녹용인 것이다. **먹어 보면 알지만, 알고 먹으면 더 좋다.**

마지막으로, 이 책을 처음부터 끝까지, 아니면 필요한 부분만을 찾아 읽은 독자들이라면 알겠지만 **녹용은 위대하다.** 이천 년의 역사 동안 사랑받는 스테디셀러 약재임을 부정할 수 없다. 성분, 효능이야 당연한 거고 얽힌 에피소드들마저 매력적이다. 필자가 사랑하는 녹용을 더 많은 사람들에게 제대로 알리고 싶어서 쓰기 시작한 책이 이렇게 길어져 버렸다.

우리는 하루하루 살아가며 에너지를 사용한다. 에너지는 사실 마이

너스 통장과 같아 계속 어딘가에서 끌어 쓸 수밖에 없다. 어딘가에서 끌어올 거라면, 그 공급원을 녹용으로 해보자. 여러 호르몬은 물론 인생의 모든 활동에 필요한 에너지를 즉각적인 효능과 함께 끌어올 수 있도록 도와줄 것이다.

마치 시크릿처럼.

부록

이경제와 녹용
참고문헌

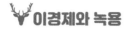
이경제와 녹용

필자는 녹용을 제품으로 만들 때 꼭 충족해야만 다음 단계로 넘어갈 수 있는 체크리스트를 만들어 활용하고 있다. 필자와 함께 수입, 가공, 약재로 유통하기까지의 단계를 같이 하는 파트너들과 함께 구상한 것이다.

이경제의 녹용 체크리스트 50항목 (2020.07 기준)

항목		체크
사슴과 농장 관련(절각 전)		
1	뉴질랜드 녹용을 사용하였는가?	
2	뉴질랜드 사슴협회가 관리하는 농장의 사슴인가?	
3	사슴 농장의 시설은 정기적으로 정비되고 있는가?	
4	사슴 농장의 규모와 관리프로그램이 전문화되어 사슴의 체계화된 관리가 이루어지는가?	
5	사슴이 자라는 농장의 환경은 방목사육에 적합한지 꼼꼼히 따졌는가?	
6	사슴이 먹고 자라는 목초와 사료는 꼼꼼히 살폈는가?	
7	사슴 농장의 농장주와 인부들에 대한 정보는 체크하였는가?	
8	녹용 절각 전 사슴들의 건강 상태는 양호한가?	
9	절각 전 녹용의 털(Velvet)은 윤기가 나는가?	
10	절각 전 녹용 겉 표면에 큰 상처가 있지 않은가?	
녹용 절각 과정, 절각 후		
11	녹용 절각 후 사슴의 건강상태는 양호한가?	
12	뉴질랜드 정부에서 관리하는 이력 추적 시스템으로 조회 가능한 사슴의 녹용인가?	

항목	체크
13 뉴질랜드 사슴협회와 수의사의 입회 하에 절각된 녹용인가?	
14 분골의 영양이 가장 최적일 때 절각을 하였는가?	
15 최적의 절각시기 약 60일 정도를 준수하였는가?	
16 녹용을 자른 단면의 조직도는 치밀한가?	
17 약 60일경 절각한 녹용의 무게는 평균과 비교하여 넘치거나 부족하지 않은가?	
18 한 쌍의 녹용이 좌우 대칭을 이루는가?	
19 분골의 상태는 부드럽고 말랑말랑한 상태인가?	
20 하대 부근의 각질화 정도는 기준에 부합하는가?	

녹용 가공

21 이미(異味)는 없는가?	
22 이취(異臭)는 없는가?	
23 이형(異形)은 없는가?	
24 녹용 슬라이스의 형태는 양호한가?	
25 녹용 슬라이스의 두께는 균일한 편인가?	
26 조직의 밀도가 촘촘하고 치밀한지 무작위로 검수하였는가?	
27 SA/A등급 위주로 사용하였는가? (뉴질랜드 녹용등급 기준)	
28 녹용은 분골, 상대, 중대, 하대까지 모두 사용하였는가?	
29 분골, 상대, 중대, 하대의 비율은 일정 비율을 유지하였는가?	
30 단면의 색은 진하고 선명한 고동나무색을 띠고 있는가?	
31 절단한 단면에 녹혈을 확인할 수 있는가?	
32 녹용 고유의 은은한 향이 나는가?	
33 비리지 않고 은은한 먹향을 내고 있는가?	
34 심한 상처나 흠집은 없는가?	
35 녹용의 털 제거는 제대로 이루어졌는가?	

항목	체크

녹용 건조

36	저온진공건조방식을 이용하여 건조하는가?	
37	녹용 건조 이후에도 30% 내외의 수분 상태를 유지하고 있는가?	
38	녹혈의 변질 없이 적정량의 수분을 남기고 건조하였는가?	

녹용 추출

39	추출을 위한 최적의 두께로 절단된 녹용을 사용하는가?	
40	녹용에 정제수를 가하여 고열에 8시간 이상 추출하여 고형분0.1%로 제조하였는가?	
41	녹용추출액의 색은 진하고 선명한 고동나무색을 띠고 있는가?	
42	녹용추출액에 찌꺼기 등 이물질은 없는가?	
43	추출액 함량 70%를 준수하였는가?	

가공, 제조시설 관련

44	제조시설의 청결상태는 양호한가?	
45	제조시설의 근무자들은 청결상태와 위생에 대한 교육을 정기적으로 받고 있는가?	
46	제조시설의 품질관리기준(GMP)은 충족하였는가?	
47	제조시설의 온도와 습도는 적절하게 유지되고 있는가?	
48	제조시설의 설비들은 정기적인 검사와 품질관리 하에 운영하고 있는가?	
49	유효성분을 최대한 보존할 수 있는 가공공법을 사용하는가?	
50	균과 미생물에 의한 오염과 변질을 최소화하기 위한 포장법을 사용하는가?	

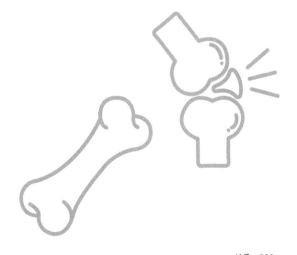

이경제와 '녹용' 이야기

2014
더힘찬 녹용 시즌1

2015
더힘찬 녹용진액

2016
더힘찬 녹용 시즌2
황제 진용단
더힘찬 아이녹용홍삼

2017
더힘찬 녹용 시즌3
황제 천용진액
황제 천용단
황제 녹용단
황제 천용고
황제 천용스틱
통쾌한 유산균

2018
더힘찬 녹용 시즌4
황제 신용단
더힘찬 녹용고
녹용내경스틱
더힘찬 녹용앰플
통쾌한 녹용크림
더힘찬 녹용견과

2019
더힘찬 녹용 시즌5
황제 신로진액
황제 신로환
황제 강용단
더힘찬 녹용스틱
이경제 녹용홍삼스틱
프로바이오틱스
더힘찬 녹용구미
더힘찬 녹용노니구미
더힘찬 녹용대보차
더힘찬 녹용홍삼절편
하루녹용꿀

2020
더힘찬 녹용 시즌6
황제 공빛진액
황제 공빛단
육십분골 녹용단
더힘찬 면역앤 앰플
아이녹용젤리
키즈왕 녹용
더힘찬 아이녹용홍삼 골드
더힘찬 녹용구미-홍삼
더힘찬 녹용구미-석류

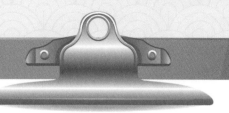

진액
더힘찬 녹용 시즌1 / 시즌2 / 시즌3 / 시즌4 / 시즌5 / 시즌6
더힘찬 녹용진액 / 황제 천용진액 / 황제 신로진액 / 황제 공빛진액

환
황제 진용단 / 황제 천용단 / 황제 녹용단 / 황제 신용단
황제 신로환 / 황제 공빛단 / 황제 강용단 / 육십분골 녹용단

고
황제 천용고 / 더힘찬 녹용고

스틱
황제 천용스틱 / 녹용내경스틱 / 더힘찬 녹용스틱 / 이경제 녹용홍삼스틱

앰플
더힘찬 녹용앰플 / 더힘찬 면역앤 앰플

키즈
더힘찬 아이녹용홍삼 / 더힘찬 아이녹용홍삼 골드 / 아이녹용젤리
키즈왕 녹용

생활건강
통쾌한 녹용크림 / 통쾌한 유산균 / 프로바이오틱스

건강간식
더힘찬 녹용견과 / 더힘찬 녹용구미 / 더힘찬 녹용노니구미
더힘찬 녹용구미-홍삼 / 더힘찬 녹용구미-석류
더힘찬 녹용대보차 / 더힘찬 녹용홍삼절편 / 하루녹용꿀

이경제의 황금배합
'녹용' 라인

진액	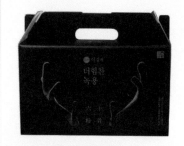	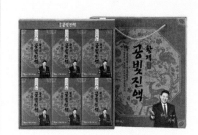
환	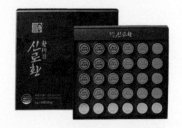	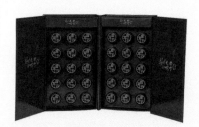
고	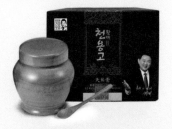	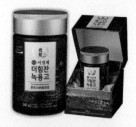
스틱	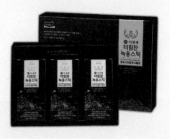	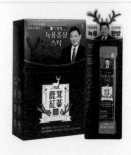

앰플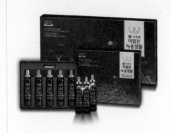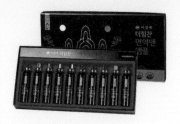

키즈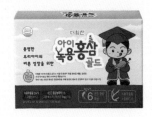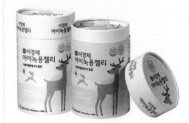

**생활
건강**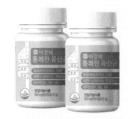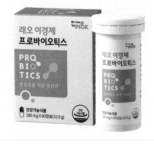

**건강
간식**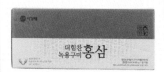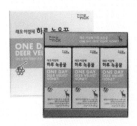

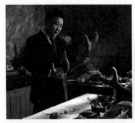 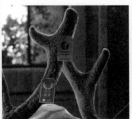 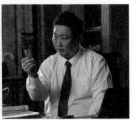

국내 서적

『귀 잡고 병 잡고』, 이경제, 그림씨, 2020.

『그림으로 풀어 쓴 황제내경』, 홍순도, 김영사, 2013.

『기찬 한의사 이경제 키 크는 요리』, 이경제, 2004.

『기통찬 한의사 이경제의 이침이야기』, 이경제, 김영사, 2001.

『난중일기』, 이순신 지음(노승석 옮김), 여해, 2014.

『내 남자에게 힘을 주는 요리』, 이경제, 랜덤하우스코리아, 2004.

『내 아이 건강은 초등학교 때 완성된다』, 이경제, 세종서적, 2014.

『녹용을 아십니까?』, 건국대학교 녹용연구센터, 유한문화사, 2006.

『동의보감』 제1권 B형, 내경편, 동의과학연구소, 휴머니스트, 2002

『명작순례』, 유홍준, 눌와, 2013.

『본초강목』, 이시진 지음(민족의학연구원 옮김), 도서출판문사철, 2018.

『이경제의 건강보감』, 이경제, 김영사, 2002.

『중국 5천년의 비전 건강법』, 윤승천, 건강신문사, 2001.

『황제내경, 인간의 몸을 읽다』, 장치청, 판미동, 2015.

국내 문헌

"골관절염에서 녹용 및 식이유황의 치료적 효과(Therapeutic Effect of Velvet Antler and Methyl Sulfonyl Methane(MSM) on Osteoarthritis)", 전병태, 김종문, 이치호, 2016.

"국내산 녹용의 부위별 식품학적 성분 분석", 이부용(한국식품개발연구원), 이옥환(한국식품개발연구원), 최현선(한국식품개발연구원), 한국식품과학회지, 2003.

"녹용물 추출물의 파골세포 분화 억제효과", 곽한복, 김주호, 김동주, 권영미, 오재민, 김윤경, 동의생리병리학회지 제22권 4호, 2008년.

"녹용 약침액의 주름 개선 효과에 관한 연구", 이주희, 이경민, 정태영, 김재수, 이성철, 대구침구의학회지, 2010.

"녹용 약침액이 허혈 후 재관류에 의한 신장 조직 손상에 미치는 영향", 윤철호, 정지천, 신억섭, 동국대학교 한의과대학 내과학교실, 1999.

"녹용에서 면역조절물질의 정제 및 활성 연구", 이의정, 이화여자대학교, 2001.

"녹용, 여성 골다공증 예방 치료에 효과 – 녹용 추출물 투여가 골다공증 유발 랫트(흰쥐)에 미치는 효과에 관한 연구", 김상우(축산기술연구소 종축개량부 중소가축과), 한국양록협회, 2000.

"녹용의 성능을 잘 알고 써야 보약이 된다", 최전, 대한예방한의학회지, 2002.

"녹용의 성장 기간에 따른 아미노산, 지방산, 지질성분의 변화", 전병태, 문상호, 이상락, 김명화, 건국대학교 녹용연구센터, 2010.

"녹용의 약효 성분에 관한 연구(IV) 녹용의 프로스타그란딘의 검출", 한국생화학회지 10 (1): 1~12, 1977.

"녹용의 화학적 성분과 생리활성", 박표잠, 전유진, 문상호, 전병태, 2005.

"鹿茸이 in vitro에서 子宮筋腫細胞에 미치는 영향", 이윤재, 조정훈, 이창훈, 대한한방부인과학회지, 2008.

"녹용 중의 Gangliosides 분리 및 분석 (Purification and Analysis of Gangliosides from Deer Antler)", 한나영(이화여자대학교 자연대학 화학과), 전길자(이화여자대학교 자연대학 화학과), 한국생화학회지 v. 27 no.5, pp. 459 - 465, 1994.

"녹용 추출물이 성장기 흰 쥐의 혈중 IGF-I 농도, 골격성장 및 비장세포 증식능에 미치는 영향", 장수정, 전호남, 윤숭섭, 이임식, 이연숙, 한국영양학회, 2006.

"녹용추출액과 노제(露劑)의 세포증식 및 면역활성도 비교 연구", 송효인, 대구한의대학교 대학원, 2003.

"녹용 혼합 추출물의 면역기능 조절 효과", 최지해, 김나영, 김선영, 박혜령, 유광원, 이현순, 한국식품영양과학회, 2020.

"동물의 발육에 미치는 녹용의 효과에 관한 연구; 제1보 녹용의 투여수준이 병아리의 증체량, 사료요구율 및 장기발육에 미치는 영향", 배대식, 한국축산학회지, 1975.

"발효녹용 추출물의 생리활성 및 기능성 제품개발", 이상훈, 한경대학교, 2014.

"In vitro에 의한 녹용 추출물의 생리 활성 효과", 이경애, 정혜영, 한식식품연구원, 2007.

"인슐린양 성장인자(Insulin-Like Growth Factors)와 영양", 이기형, 고려대학교 의과대학 소아과학교실, 제44권 제3호, 2001.

"자하거약침과 녹용약침이 관절연골세포의 자가고사 및 MIA로 유발된 흰쥐의 퇴행성 관절염에 미치는 영향, 김세진, 동신대학교 대학원 박사학위논문, 2008.

"콘드로이친황산 함량이 증가된 녹용 가수분해발효물, 그 제조방법, 및 이를 포함하는 식품", 조정은, 이성권, 선기환, 정인래, 고종호, 대한민국 공개특허 제10-2005-0090041호 (KR102033501B1).

해외 문헌

"Alberta Universities Begin Clinical Trials on Elk Antler Velvet as Arthritis Relief Medication", Wapiti Review, 1998.

"A Literature Review of Velvet Antler: The Global Market, Chemical Composition, Health Benefits and Factors Affecting Growth", Burgio P.A, Elk Research Council.

"Alternative Uses for Deer Velvet", The Ensign, In: The New Zealand Game Industry Board Media Statement, Feb 18, 1998.

"Anonymous. Immunostimulatory effects", Available at: http://www.countrylodge.co.nz/nutrition.html.

"Answer in Velvet", Lytham St. Annes, New Zealand: NZPA.

"Canadian Scientists Study Velvet Antler for Arthritis Treatment", Sim, J.S. and H.H. Sunwoo, North American Elk, Fall 1998.

"Claims for Velvet Antler and Chondroitin Sulfate", Hansen T.J, Watertown, MA: North American Trade Experts, 1998.

"Clinical Evaluation of New Zealand Deer Velvet Antler on Muscle Strength & Endurance in Healthy Male University Athletes", Gerrard D.F, G.G. Sleivert, A. Goulding, S.R. Haines and J.M. Suttie.

"Clinical Observations on the Influence of Pantocrin on Cardiac Patients.", Albov N.A, V.A. Borovskaya and I.E. Kofanov, In: Pantocrin: A Publication of Articles on Studies of Curative Properties of Pantocrin. Pavlenko, S.M. (ed). Moscow:V/O Medexport.

"Clinical Research in Osteoarthritis: Design and Results of Short-term and Long-Term Trials with Disease-Modifying Drugs", Rovati L.C, Int J Tissue React(Switzerland) 14:243-251; 1992.

"Deer Antlers- supplements, grow factors and possible cancer risks", Borna Ilic, Yo San University 2016.

"Deer Antlers-Traditional use and future perspectives", Pravin S Kawtikwar Durgacharan A Bhagwat, Dinesh M Sakarkar, Indian Journal of Traditional Knowledge, 2010.

"Deer-The ultimate medicinal animal(antler and deer parts in medicine)", Kong YC, But PPH, Royal Soc N Zeal 1985; 22:311-324.Accessed March 26, 2002.

"Deer Velvet 'Boosts Strength", Tockev A, The Dominion, In: The New Zealand Game Industry Board Media Statement, Feb 18, 1998.

"Deer Velvet Helps Speed Recovery from Sports Injury", Henderson P, New Zealand Rugby International.

"Deer Velvet Linked with Athletes", The New Zealand Game Industry Board Media Statement, February 18, 1998.

"Deer Velvet May Get Nod as Boost for Athletes", 1998.

"Deer Velvet Technical Manual Version 6.3(2001-2009)", Deer Industry New Zealand.

"Denver Post", Retro Andro, Sports Section, Nov 12, 1998.

"Designer Food Concept and Antler Research", Sim J.S, North American Elk, pp. 50-54, Spring 1998.

"Detection of human insulin - like growth factor - 1 in deer antler velvet supplements", Holly D, Cox Daniel Eichner, https://doi.org/10.1002/rcm.6678, 2013.

"Double-Blind Clinical Evaluation of Intra-Articular Glucosamine in Outpatients with Gonarthrosis", Vajaradul Y, Clin Ther 3:336-343; 1981.

"Double-Blind Clinical Evaluation of Oral Glucosamine Sulphate in the Basic Treatment of Osteoarthritis", Pyjalte J.M, E.P. Llavore, and F.R. Ylescupidez, CurrMed Res Opin, 7:110-114; 1980.

"Double-Blind Clinical Evaluation of the Relative Efficacy of Ibuprofen and Glucosamine Sulphate in the Management of Osteoarthritis of the Knee inOut-Patients", Vaz A.L, Curr Med Res Opin 8:145-149; 1982.

"Effects of Various Velvet Extracts on the Immune System", Buchan G, Research Report on AgResearch Contract No. 4109.

"Effect of Deer Velvet on Sexual Function in Men and Their Partners: A Double-Blind, Placebo-Controlled Study", Helen M. Conaglen, Ph.D.,2,5 James M. Suttie, Ph.D.,3 and John V. Conaglen, M.D, Archives of Sexual Behavior, Vol. 32, No. 3, June 2003, pp. 271 - 278, 2003.

"Efficacy and Safety of Intramuscular Glucosamine Sulfate in Osteoarthritis of the Knee. A Randomised Placebo-Controlled, Double-Blind Study", Reichelt A, Fischer M, Forster K.K et al, Arzneim Forsch 44:75-80; 1994.

"Essentials of Glycobiology, 2nd edition", Ajit Varki et. al, Cold Spring Harbor (NY): Cold Spring Harbor Laboratory Press, 2009.

"Evaluation of New Zealand Velvet Antler Efficacy and Diagnostic Testing", Suttie J.M, Haines S, AgResearch.

"Evaluation of Velvet Antler: The Effect of Aqueous Velvet Extracts on the Immune System", Suttie J.M, Haines S, Report to Varnz, Nov 1996.

"Experimental Data on the Pharmacological Activity of Pantocrin", Tavy A.S, In: Pantocrin: A Publication of Articles on Studies of Curative Properties of Pantocrin. Pavlenko, S.M. (ed). Moscow: V/O Medexport.

"Glucosamine and Arthritis", Bandolier, www.jr2.ox.ac.uk/Bandolier/band46/b46-2. html, 1997.

"Glucosamine: Nature's Arthritis Remedy", Sahelian R, http://www.raysahelian.com/glucosamine.html, Aug 10 1998.

"Glucosamine Sulphate: A Controlled Clinical Investigation in Arthrosis", De'Ambrosio E, B. Casa, R. Bompasi et a, Pharmatherapeutica 2:504-508; 1981.

"Health benefits of deer and elk velvet antler supplements: a systematic review of randomised controlled studies", Gilbey A, Perezgonzalez JD, N. Z. Med. J. 125 (1367): 80 - 6. PMID 23321886, 2012.

"Insulin-like growth factor 1 (IGF-1) antler stimulating hormone?", Suttie JM, et al, Endocrinology 1985; 116:846-848, 1985.

"IGF1 as predictor of all cause mortality and cardiovascular disease in an elderly population", European Journal of Endocrinology, 2009.

"Kiwi Athletes Tested to See if Deer Velvet Lifts Their Game", New Zealand, Feb 20 1998.

"NAEBA's Investment in Expanding the Domestic Market for Velvet Antler Pays Off", Platte City, MO: North American Elk Breeders Association news release. Jan 8 1999.

"On Using Pantocrin for Treating Tubercular Patients", Shmelyov N.A, In: Pantocrin: A Publication of Articles on Studies of Curative Properties of Pantocrin, Pavlenko, S.M. (ed). Moscow: V/O Medexport.

"Oral Glucosamine Sulphatein The Management Arthrosis: Report on a Multi-Centre Open Investigation in Portugal", Tapadinhas M.J, Rivera I.C, Bignamini A.A, Pharmatherapeutica 3: J57-168; 1982.

"Pantocrin and its Curative Properties", Pavlenko S.M, In: Pantocrin:A Publication of Articles on Studies of Curative Properties of Pantocrin. Pavlenko,S.M. (ed). Moscow: V/O Medexport.

"Pantocrin: A Publication of Articles on Studies of Curative Properties of Pantocrin", Pavlenko S.M, Moscow: V/O Medexport, Date Unknown, 1988.

"Pantocrin in Combined Treatment of Patients with TubercularLungs", Gavrilenk V.S, In: Pantocrin: A Publication of Articles on Studies of Curative Propertiesof Pantocrin. Pavlenko, S.M. (ed). Moscow: V/O Medexport.

"Pharmacokinetics of Glucosamine in Man", Setnikar I, Canali S, Zanolo G, Arzneim Forsch (Germany) 43:1109-13; 1993.

"Properties of New Zealand Deer Velvet - Part I", Archer R.H. and P.J. Palfreyman, Search of Literature - Vol. I.

"Prostaglandins and inflammation", Ricciotti. E, FizGerald G. A, Arterioscler Thromb Vasc Biol 31, 986-1000, 2011.

"Reduction in Side-Effects of Anti-Cancer Treatments", New Zealand Velvet Research, Sep 1997.

"Research Confirms Centuries of Traditional Treatment", NZGIB Velvet Research, Sep 1997.

"Research Links Velvet Antler to Multi-Billion Dollar Dietary Supplement Industry", North American Elk, pp. 121-123, Fall 1998.

"Risk assessment for glucosamine and chondroitin sulfate", Hathcock J et al, Regulatory Toxicology and Pharmacology 47:78-83, 2006.

"Royal Elk Products", Bamber Don (Interviewed) San Gudo, Alberta, Canada, 1998.

"Science Takes a Serious Look at Ancient Oriental Tradition: Properties of Elk Antler Under Microscope", Holubitsky J, The Edmonton Journal, In: North American Elk, Spring p. 49, 1998.

"Seasonal changes in fecal testosterone concentrations and their relationship to the reproductive behavior, antler cycle and grouping patterns in free-ranging male Pampas deer (Ozotoceros bezoarticus bezoarticus)", Pereira RJ, Duarte JM, Negrão JA, 2016.

"Some Data on the Chemical Properties of Unossified Horns and Pantocrin", Pavlenko S.M, In: Pantocrin: A Publication of Articles on Studies of Curative Properties of Pantocrin. Pavlenko, S.M.(ed). Moscow: V/O Medexport.

"Some Data on Using Pantocrin in Surgical Practice", Arapov N.A, In: Pantocrin:A Publication of Articles on Studies of Curative Properties of Pantocrin. Pavlenko,S.M. (ed). Moscow: V/O Medexport, Date Unknown.

"Structure and Function Claims for Velvet Antler", Warriner K, Tradeworks, Oct 29 1998.

"Strength Training Parameters in Edmonton Police Recruits Following Supplementation with Elk Velvet Antler (EVA)", Fisher B.D, and D. Wiles, University of Alberta, 1998.

"Testosterone and estradiol concentrations in serum, velvet skin, and growing antler bone of male white-tailed deer", Bubenik, G. A., Miller, K. V., Lister, A. L., Osborn, D. A., Bartos, L., and van der Kraak, G. J, J Exp Zoolog.A Comp Exp Biol 3-1-2005;303:186-192. 2005.

"Testosterone and estradiol concentrations in serum, velvet skin, and growing antler bone of male white-tailed deer", George A Bubenik 1, Karl V Miller, Andrea L Lister, David A Osborn, Ludek Bartos, Glen J van der Kraak, 2005.

"Testosterone, but not IGF-1, LH, prolactin or cortisol, may serve as antler-stimulating hormone in red deer stags (Cervus elaphus)", Luděk Bartoš , Dieter Schams b, George A. Bubenik, journal homepage: www.elsevier.com/locate/bone, 2008.

"Textbook of Medical Biochemistry (4th Ed)", Puri D, Elsevier, 2018.

"The anti-inflammatory, Cartilage-Growth Promoting Effects of Glucosamine Sulfate: a Natural Treatment for Osteoarthritis", Gaby A.R.

"The Benefits of Velvet Antler: The 2000-Year-Old Health Food For All Reasons", Duarte A, Self-Published, 1995.

"The Effects of Deer Antler Velvet Extract or Powder Supplementation on Aerobic Power, Erythropoiesis, and Muscular Strength and Endurance Characteristics", Gordon Sleivert, Val Burke, Craig Palmer, Alan Walmsley, David Gerrard, Stephen Haines, and Roger Littlejohn, International Journal of Sport Nutrition and Exercise Metabolism, 2003.

"The Influence of Glucosamine on the Antiexudative Effect of Nonsteroidal Anti-Inflammatory Agents", Zupanets I.A, Drogovoz S.M, Bezdetko N.V et al, FarmakolToksikol (USSR) 54:61-3; 1991. 한국영양학회, 2006.

"The Influence of Pantocrin on Menopause", Albov N.A., and L.F. Krupennikov, In: Pantocrin: A Publication of Articles on Studies of Curative Properties of Pantocrin. Pavlenko, S.M. (ed). Moscow: V/O Medexport.

"The Remarkable Healing Power of Velvet Antler", Kamen, Betty PhD and Paul, Nutrition Encounter, p. 12–34, Novato, California, 2003.

"The Use of Pantocrin in Treating Some Sexual Disorders in Men", Gotlib YaG, In: Pantocrin: A Publication of Articles on Studies of Curative Propertiesof Pantocrin. Pavlenko, S.M. (ed). Moscow: V/O Medexport.

"Top Athletes Are Velvet Guinea Pigs", Reddington I.

"Velvet Antler: A literature review", Helen J. Batchelder, http://www.natraflex.com.

"Velvet Antler: It's Historical Medical Use, Performance Enhancing Effects and Pharmacolog", Church J , For Elk Tech International, 1998.

"Velvet Assists Leading Athlete", Auckland, New Zealand, Sep 4 1998.

"Velvet Boost for Athletes", Anderson D, Rural News, In: The New Zealand Game Industry Board Media Statement, Feb 18, 1998.

"Velvet Pricing and Production Trends(2015-09-15)". deernz.org, 2015.

"Velvet Research Gets International Attention", In: Wapiti Review, p. 19, July/August 1998.

"Velvet-Sponsored Athletes Excel", New Zealand.

"Velvet Swimmers Perform", Auckland, New Zealand: May 4 1998.

"Wanaka Man Helps in Rescue", Marshall R.

"What is Pantocrin- a Powerful Ancient Anti-Aging Super Remedy", https://corespirit. com/articles/what-is-pantocrin-powerful-ancient-anti-aging-super-remedy.

Web Database

국립생태원 - http://www.nie.re.kr/.

국토정보플랫폼 - http://map.ngii.go.kr.

조선왕조실록 - http://sillok.history.go.kr.

한국고전종합DB - http://db.itkc.or.kr/.

한의학고전DB - https://www.mediclassics.kr/.

PLAG LAB - http://www.plaglab.co.kr/.

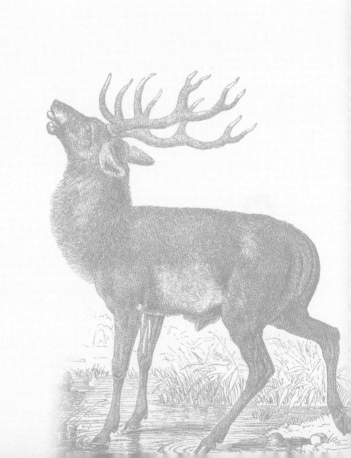

이경제는 왜,
녹용에 대한 책을
이렇게까지
자세하게 쓰는가?